药品安全舆情的知识图谱获取方法与应用研究

张文学 董富江 连世新 等著

燕山大学出版社

·秦皇岛·

图书在版编目（CIP）数据

药品安全舆情的知识图谱获取方法与应用研究 / 张文学等著. —秦皇岛：燕山大学出版社，2021.12

ISBN 978-7-5761-0245-1

Ⅰ．①药… Ⅱ．①张… Ⅲ．①药品管理－舆论－研究－中国 Ⅳ．①R954

中国版本图书馆 CIP 数据核字（2021）第 239699 号

药品安全舆情的知识图谱获取方法与应用研究

张文学 董富江 连世新 等著

出 版 人：陈 玉			
责任编辑：王 宁		策划编辑：王 宁	
责任印制：吴 波		封面设计：吴 波	
出版发行：燕山大学出版社 YANSHAN UNIVERSITY PRESS		地 址：河北省秦皇岛市河北大街西段 438 号	
邮政编码：066004		电 话：0335-8387555	
印 刷：秦皇岛墨缘彩印有限公司		经 销：全国新华书店	

尺 寸：185mm×260mm 16 开		印 张：12.75	
版 次：2021 年 12 月第 1 版		印 次：2021 年 12 月第 1 次印刷	
书 号：ISBN 978-7-5761-0245-1		字 数：287 千字	
定 价：51.00 元			

著 作 团 队

张文学（宁夏医科大学）

董富江（宁夏医科大学）

连世新（宁夏医科大学）

杨德仁（宁夏医科大学）

杨　柳（宁夏医科大学）

马宜青（宁夏医科大学）

张海宏（宁夏医科大学）

刘　哲（宁夏医科大学）

袁　渊（宁夏医科大学）

张　甜（宁夏医科大学）

杨晓燕（宁夏职业技术学院）

前　言

　　互联网是传播舆情的主要载体，网络舆情的影响力和影响范围逐渐扩大，成为影响网络安全的重要因素。药品安全关系人民群众的身体健康和生命安全，关系社会和谐稳定，是人民群众最关心、最直接、最现实的利益问题之一。舆情相关知识的有效表示和组织是当前网络舆情研究和管理的迫切需求。

　　知识图谱通过整合实体、概念、属性以及它们之间的关系，为数据的关联分析奠定基础。基于药品安全舆情知识图谱，以舆情事件信息为基础，可挖掘舆情事件内部以及事件之间的多元化关系。药品安全舆情知识图谱获取研究是知识图谱融合、推理、应用的基础，可为舆情监测、主题发现、热点追踪和辅助舆情引导等精确化管理提供技术支持。本书主要研究药品安全舆情的知识图谱获取方法与应用，主要内容如下：

　　第1章，药品安全舆情的结构化语料库。首先，基于Python爬虫构建生语料并对其进行结构化，利用Neo4j对语料进行可视化分析。其次，搭建语料库筛选平台，筛选功能可以删除语料和新增实体，检索功能可对语料库内药品或公司进行检索。最后，提供了语料的三元组导出功能，为后期对药品安全的形势分析、现状监测、危机预警等提供数据。

　　第2章，基于CRF的药品安全舆情的命名实体识别。命名实体识别能根据药品安全舆情方面的特征信息迅速将目标信息识别出来，是舆情分析的基础技术。本章采用CRF算法构建了药品安全舆情的命名实体识别的模型，对数据集进行训练，建立训练集与测试集，通过实验准确率和召回率分析验证了模型的有效性。

　　第3章，基于深度学习方法的药品安全舆情的命名实体识别。基于深度学习方法的药品安全舆情的命名实体识别可以抽取出舆情文本中的重要实体，舆情文本实体是舆情梳理以及分析的基础。本章阐述了CNN-BiLSTM-CRF深度学习模型实体识别的训练、测试过程，通过实验看到药品安全舆情测试集中待识别的五类实体基本能够被识别，该模型能够有效地进行实体识别，但目前结果不够精确。

　　第4章，基于机器学习的药品安全舆情的实体关系抽取。以搜狗微信、中国青年网等网站爬取的药品安全舆情的相关信息为数据源，对数据源进行处理后，人工对数据进行标注，利用Word2Vec与SVM结合的算法通过Pycharm平台实现药品安全舆情文本实体关系的抽取。

　　第5章，药品安全舆情的命名实体消歧模型和算法。本章从药品安全舆情和命名实体消歧的背景意义和国内外研究现状出发，确定了药品安全舆情命名实体消歧的基本内容，基本过程为药品安全舆情数据处理、药品安全舆情的候选实体生成、药品安全舆情实体消歧。基于指称项上下文中表层特征的关联来计算它们之间的相似度，应用了KMeans聚类模型得出实体消歧。

第6章，药品安全舆情的实体对齐模型和算法研究。通过CiteSpace可视化分析该研究现状，构建了基于KMeans、Word2Vec和词向量的药品安全舆情实体对齐与属性对齐模型，获取医药网站相关数据信息，并对数据进行标记与预处理，采用Python编程实验计算准确率，实验结果表明模型与算法有效。

第7章，药品安全舆情知识图谱管理系统设计与实现。本章讨论了药品安全舆情知识图谱管理系统问题的背景及研究意义，主要进行了该系统的需求分析、系统分析、系统设计，以及采用Java语言、Springboot框架、MySql和Neo4j数据库实现了原型系统。

本著作共7章，28.7万字。其中，第1章3.0万字，由连世新、董富江、杨柳负责完成；第2章3.5万字，由张文学负责完成；第3章4.1万字，由张文学负责完成；第4章4.0万字，由杨德仁、袁渊、张甜、杨晓燕负责完成；第5章3.0万字，由刘哲、马宜青、张海宏负责完成；第6章3.5万字，由张文学负责完成；第7章7.6万字，由张文学负责完成。

感谢宁夏自然科学基金（2020AAC03122）、宁夏医科大学校级学术技术带头人后备培育对象（宁医校发〔2020〕53号）、国家社会科学基金西部项目（17XGL016）的资助。

感谢宁夏医科大学理学院科研项目基金：医疗文本挖掘中有监督学习的实体消歧模型和算法研究，主题舆情结构化知识库构建研究，XLNet模型针对电子病历命名实体识别的研究，基于机器学习方法的医药安全信息识别方法研究。

本书的顺利出版，要感谢责任编辑王宁和其他为此书付出辛勤劳动的燕山大学出版社的工作人员。感谢宁夏医科大学领导的关心与支持，感谢宁夏医科大学本科生杜永飞、马丽娜、张庭玉、曹桂敏、马在白、李润婷、吴小满在稿件整理与图形绘制过程中的辛勤工作。本书参阅和借鉴了大量的文献资料，在此一并表示感谢。

2021年4月8日

目　录

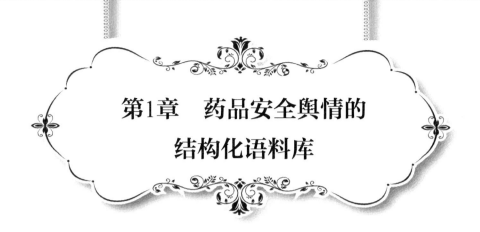

第1章　药品安全舆情的结构化语料库

本章研究药品安全舆情的结构化语料库构建，为后期药品安全的形势分析、现状监测、危机预警等提供支持。首先，研究源语料采集处理。分析网页特征和结构，使用Python语言编写相应的程序，爬取药品安全相关的网址作为研究的源语言语料。源语料包括药品安全舆情标题、网络地址、时间及内容。其次，研究源语料结构化处理。利用字符串替换、切片操作等方法去除冗余信息，然后通过Text Rank算法等提取出部分实体和结构化语料，计算文章内容中每个句子的权重，并将具有重要权重的句子作为文章的摘要。最后，研究筛选平台搭建。通过Neo4j图数据库构建知识图谱，采用Flask框架来搭建人工筛选平台。

1.1 绪论

1.1.1 研究背景与意义

近年来，经常发生与食品和药品安全有关的事件，例如非法经营疫苗事件，由此引起的网络舆论热度居高不下。这些事件的原始信息通过传统媒体或在线方式公开，并在网络空间传播和发酵，引起了互联网用户的广泛关注[1-2]。随着互联网的广泛使用，越来越多的网民依赖网络获取有关此类事件的信息，并且互联网的舆论在促进药物安全事件的发展过程中变得越来越重要。为了进一步提高药品安全水平，维护人民的健康权，促进医药工业的持续健康发展，从舆论监督的角度研究国内外药品安全的发展具有十分重要的意义。

所谓语料库是指出于某些应用目的从各个方面收集的，具有一定规模和结构，并且可以被计算机识别的原始语料库的集合。语料库的初始构建是基于手动分类的，这种方法不仅耗时长，而且成本很高[3-4]。当今随着网络技术的飞速发展，Web数据挖掘技术为构建语料库提供了很好的平台，来自网络的大量数据不仅可以提供丰富的语料库来源，还可以不断更新语料库的构建 [5]。

1.1.2 研究现状和发展趋势

1.研究资料与方法

（1）数据来源。本章的数据来自CNKI期刊数据库。召回条件：主题标题="药物安全舆情"或"构建语料库"，请参阅来源类别中的热门期刊。搜索时间范围是2003年1月25日到2021年1月15日，搜索日期是2021年3月2日。共获得489篇样本。

将CiteSpace5.7.R2软件的数据转换和分析周期设置为2003—2021年，将时间设置为1年，并根据节点的不同类型设置其他参数。通过Excel分析文献量的变化趋势，并使用CiteSpace可视化和分析不同维度，例如研究作者、研究机构和关键词共现。本章采用文献计量法，使用CiteSpace信息可视化软件对获得的文献进行可视化分析和解释，然后通过对文献的深入阅读，对我国OBE的关键研究重点和发展趋势进行分类[6]。

（2）研究过程。本研究将从知网获得的489篇文献以Refworks格式下载，并转化成CiteSpace能够识别的WOS格式进行导入，将时间跨度设置为2003—2021年。同时，在功能界面的节点类型区域依次选择主题（Term）、关键词（Keyword）和类别（Category）按钮，采用"路径搜索算法（Pathfinder）"运行程序，最终对获得的网络知识图谱进行分析[7]。

（3）参数设置。设置软件的时间为2003—2021年，时间切片为1年，节点分别设置为作者、机构、关键词，依次进行合作网络分析和共现聚类分析，作者与机构TopN阈值设为100，不进行修剪，关键词TopN阈值设为50，修剪方式为Pathfinder。

2.研究概况

（1）年度发文量分析

年度出版物的数量和变化趋势有助于我们了解这一研究领域的重要性和重点。如图

1-1所示是对语料库研究的文献年度数量进行的统计分析，在一定程度上可以反映出该领域的研究趋势。从增长速度可以看出，2003—2014年是该研究的辉煌时期，研究数量飞速激增，2014—2017年该研究呈缓慢增长趋势，2017—2021年发表量呈下降趋势。

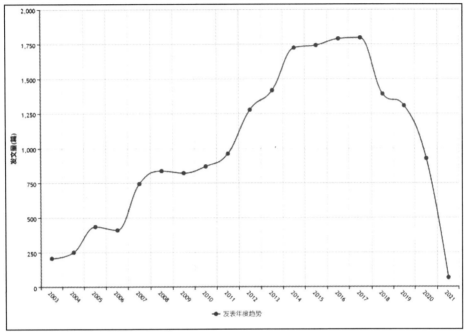

图 1-1　2003—2021 年度发表文献图

基于知识图谱可视化分析，本章将语料库研究分为初始期（2003—2014年）、发展期（2014—2017年）和深化期（2017—2021年）三个阶段，从文献规模、学术社群以及热点主题等方面全程分析药品安全舆情的语料库研究的演进历程。

（2）作者分析

在CiteSpace分析工具的节点类型中选择"Author"，TopN设定为500，TopN%设定为100，（c，cc，ccv）设定为（1，1，20），其他使用默认参数（样本量为504篇）。依据文献计量学中著名学者普赖斯（Priced）所提出的计算公式进行统计[8]。本研究发文最多的是现南京师范大学的曲维光教授，发文量22篇。经计算，发文量达4篇及4篇以上可视为核心作者。表1-1所示为该主题的核心发文作者。

表 1-1　高频作者

序号	作者	数量	中心性	年份
1	曲维光	22	0.00	2003
2	李斌	21	0.00	2003
3	侯文惠	19	0.00	2003
4	周俊生	19	0.00	2003
5	顾彦慧	19	0.00	2003
6	魏庭新	19	0.00	2003
7	周国栋	6	0.00	2013

图谱节点数为391、连线数为381、密度为0.005，高频作者合作图谱如图1-2所示。结果显示主要的作者合作群共有2个，早期有林宏飞、徐琳宏团队，晚期有曲维光、李斌团队。早期研究团队核心成员较少，合作强度不大；随着时间的推移，团队核心成员增加，一个团队多以2~4个作者为代表，内部合作更加紧密。

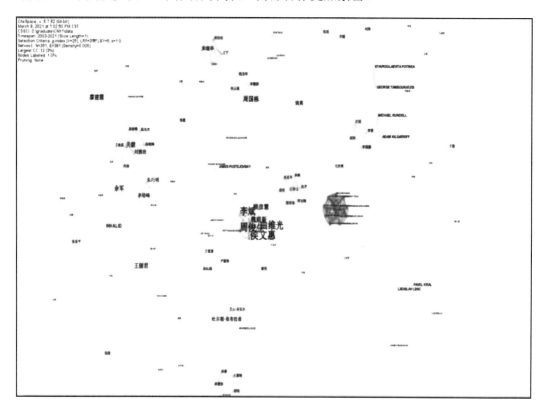

图1-2　作者知识图谱

核心作者主要是指在某个研究领域里具有重要影响力并发挥重要作用的研究人员，研究方向通常代表该领域的重点和未来的研究趋势。对拥有大量出版物的作者进行的统计分析，发现排名第一的作者是曲维光，共发文22篇，图1-3是该作者的发文年限。根据普赖斯定律，经计算发文数不少于4篇的作者为核心作者。

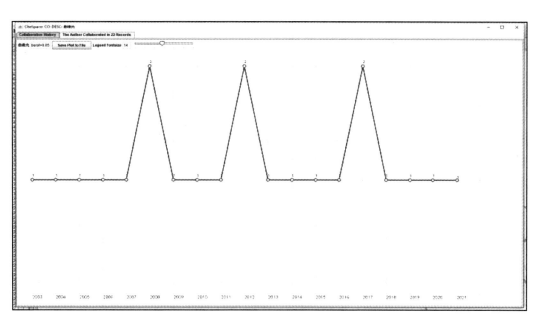

图 1-3　曲维光发文年限图

（3）研究机构分析

依据文献计量学中的普赖斯公式，核心研究团队发文量 $M = 0.749\sqrt{N_{max}}$，N_{max} 表示发文最多的研究机构的文献数。在CiteSpace节点类型中选择"Institution"，TopN设定为500，TopN%设定为100，（c，cc，ccv）设定为（1，1，20），其他使用默认参数（样本量为504篇）。通过CiteSpace软件生成知识图谱图，如图1-4所示。图中的节点指研究机构，图中的连线表示研究机构之间的合作。图中共有节点328个，连线114条，密度0.0021。说明中国大学在语料库构建时的合作交流较少，机构之间合作受地域影响很大，例如南京师范大学各个院校进行合作，苏州大学计算机科学与技术学院与苏州大学自然语言处理实验室进行合作。

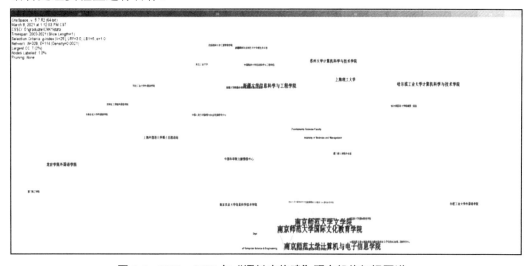

图 1-4　2003—2021 年"语料库构建"研究机构知识图谱

分析得出图谱共有节点328个，连线114条，密度0.0021。机构合作主要集中在各地中医药大学及其附属医院。

3.研究热点

（1）关键词共现

评判知识图谱的效果有两个指标，一个是聚类模块指数（Q值），另一个是聚类轮廓指数（S值）。关键字是本章主要内容的简要概述。在本章的知识图中，节点表示关键字，节点越大，关键字的频率越高。每个节点之间的连接表示不同关键字一起出现的状态。网络链接越近，关键字之间的连接越强。

通过CiteSpace软件对样本文献的高频关键词（频次≥20次）进行知识图谱的绘制，结果显示，得到的可视化图谱共包含477个节点和804条连线（见图1-5）。Q值=0.8385，说明该图谱的网络结构是合理的；S值=0.9739，说明该图谱的聚类结果是合理的，能够代表我国药品安全舆情语料库构建的研究热点主题。

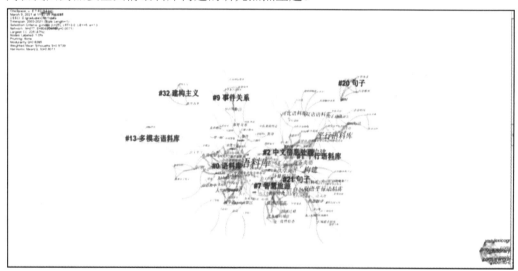

图 1-5　语料库构建关键词知识图谱

通过表1-2高频关键词及其中心性统计可知，当前研究中介中心性最高的是语料库，然后分别是平行语料库和语料库构建。

表 1-2　高频关键词及其中心性统计

序号	频次	中介中心性	年份	关键词
1	177	0.37	2003	语料库
2	33	0.06	2010	构建
3	26	0.08	2005	平行语料库
4	21	0.08	2005	语料库构建
5	17	0	2014	食品药品安全
6	15	0	2003	兼语结构
7	12	0.05	2007	corpus creation
8	10	0	2003	抽象语义表示

（续表）

序号	频次	中介中心性	年份	关键词
9	10	0.01	2012	可比语料库
10	10	0.02	2012	翻译教学

（2）关键词共现聚类

在关键词共现图谱的基础上，运行CiteSpace工具的关键词聚类功能，共呈现出5个聚类，如图1-6所示。为获取更为理想的图谱，CiteSpace将根据网络结构和分组的清晰度提供模量值（Modularity，Q值）和平均轮廓值（MeanSilhouette，S值）。一般而言，当Q值> 0.3时，表示分组结构是重要的；当S值> 0.5时，表示分组是合理的。因此，从图1-6左上角区域可得知，该聚类模块值Q值=0.8385，平均轮廓值S值=0.9739，即Q值0.8385>0.3且S值0.9739>0.5，所以得出结论样本关键词聚类结构显著，同时得出聚类是正确且可信的。

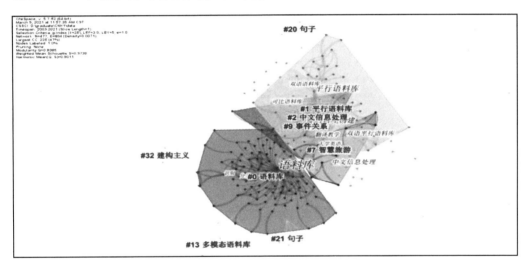

图 1-6　关键词聚类图谱

4.研究前沿

关键字突现分析可以过滤一段时间内出现频率增加的关键字，指示相关领域的新趋势或转折点，并可以指导未来的研究方向[9]。在关键词共现网络的基础上，本章进一步对关键词进行了突现词检测，得到了近10年我国医养结合研究领域的24个最强突现词，包括"学习者语料库""食品药品安全""监测分析""自主学习""中文信息处理""语料库构建""食药监"等，以及每个突现词出现和消失的年份（见图1-7）。

Top 24 Subject Categories with the Strongest Citation Bursts

Subject Categories	Year	Strength	Begin	End	2003 - 2021
抽象语义表示	2003	2.81	2003	2008	
中文信息处理	2003	2.35	2003	2009	
识别	2003	2.29	2003	2006	
兼语结构	2003	2.11	2003	2008	
计算机应用	2003	1.52	2003	2009	
natural language processing	2003	1.54	2006	2011	
学习者语料库	2003	1.62	2009	2011	
corpus creation	2003	1.51	2009	2015	
english	2003	1.51	2013	2015	
食品药品安全	2003	4.12	2014	2017	
构建	2003	3.1	2014	2015	
食药监	2003	3.54	2016	2017	
监测分析	2003	3.06	2016	2016	
可比语料库	2003	2.96	2016	2017	
食品药品监管	2003	2.52	2016	2017	
翻译	2003	2.45	2016	2017	
模因论	2003	1.83	2016	2017	
平行语料库	2003	1.79	2016	2018	
翻译教学	2003	1.56	2016	2017	
"一带一路"	2003	1.5	2017	2018	
语料库构建	2003	4.1	2018	2019	
双语语料库	2003	1.75	2018	2019	
语料库应用	2003	2.09	2019	2021	
自主学习	2003	1.83	2020	2021	

图 1-7　关键词突现

分析关键词突现得出，早期受关注的词主要是食品药品监管和食品药品安全，近年来受人们关注的焦点是食品的安全和应急处置，也得出食品药品安全的突现最高。

5.研究热点迁移

在关键词聚类的基础上，使用CiteSpace时间轴视图来描述分组与给定分组中文档的历史间隔之间的关系如图1-8所示。该图谱不仅可以显示每个组中包含的关键字，还可以清楚地看到每个组主题的开始和结束的时间节点，从而可以概括研究主题的演变路径。

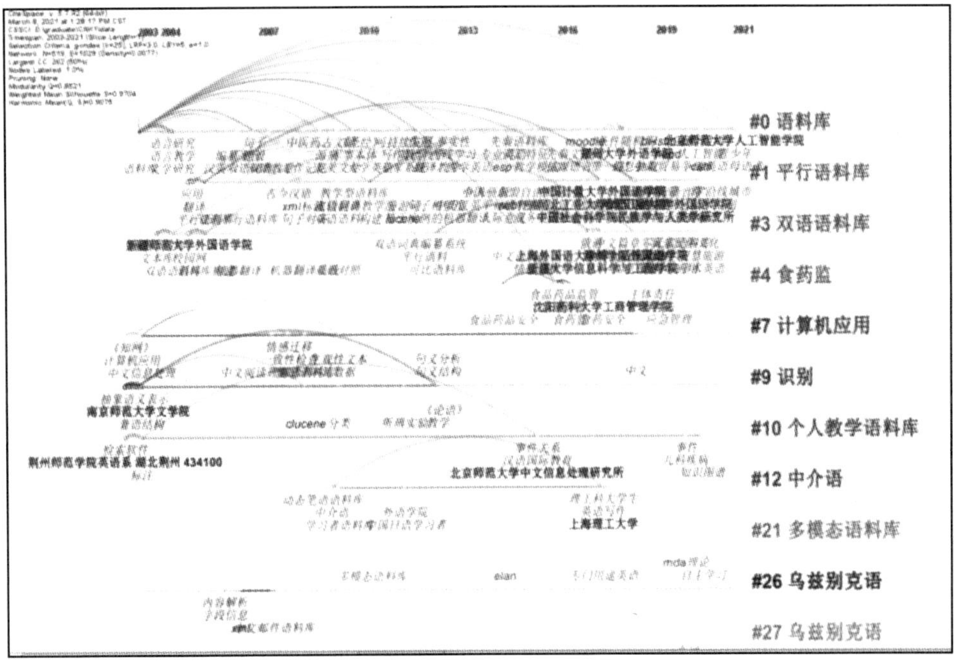

图 1-8　文献关键词聚类时间轴

由关键词聚类时间轴可知，#0语料库、#3双语语料库、#4食药监、#7计算机应用、#9识别等聚类基本维持在自2013年开始后的时间段内。其中，#0语料库是构建语料库中关键词出现最多的聚类，包括机器学习、人工智能等内容。

6.文献讨论

药品作为一种特殊产品，药品的质量与人们生命的健康和安全息息相关，同时，关于药品安全舆情的语料库构建已经有很多可行的理论研究[10]，但是对基于Python的药品安全舆情的语料库构建的研究甚少。综合以上分析，利用CiteSpace软件可视化技术对语料库和药品安全舆情研究的文献数量分布、作者、机构、期刊、关键词共现、关键词聚类、关键词突变等进行了数据的挖掘和统计分析，得出以下讨论：

从年度发文量来看，语料库构建的年度发文数量呈上升趋势，表明语料库受关注程度越来越高。从研究机构及作者来看，研究机构主要集中在各大高校及各重点实验室，但是这些作者和研究机构之间缺少学术合作。通过分析关键词共现图谱的关键节点、聚类时间轴以及突现图谱，可以获得该领域研究的历史演进以及热点趋势。分析得出，语料库研究前几年较为热门，有许多相关文献，这几年人们的关注点主要在自主学习上。而在药品安全舆情上人们的关注度更高，通过关键词突现说明人们对安全的意识提高了，同时也说明从药品安全舆情的角度研究药品安全在国内外的发展是十分重要的。

本章仅检索了中国知网数据库，而未包括其他国家数据库中的文献，这可能由于缺乏相关文献而使最终结论不足；只对我国的语料库构建和药品安全舆情研究现状进行了综述，缺少与国外的对比研究，这是今后需要进一步改进的方向[11]。

1.1.3 研究的基本内容和拟解决的主要问题

1.研究的基本内容

药品安全舆情语料采集的主要职能包括从网络平台上调查搜集有关舆情信息,对舆情信息语料进行采集整理,最后构建药品安全舆情信息语料库三方面。主要任务是提供语料库,为后期药品安全的形势分析、现状监测、危机预警等提供依据数据,及早通知各有关职能部门共同作好应对危机的准备。

2.拟解决的主要问题

生语料库分析问题:如何从众多非结构化的文本中提取出结构化信息?对语料的实体属性和关系属性进行处理,用到哪些算法及实现的步骤?

搭建语料库平台问题:如何将众多语料进行界面平台展示以及筛选语料的正确性?

1.1.4 研究方法及措施

(1)设计爬虫爬取药品安全舆情领域网站的页面信息,初步构建生语料库。

(2)基于TextRank算法等特征,提取出语料的关键摘要。

(3)解析生语料,抽取部分实体,初步构建句子和三元组语料库。

(4)基于语料库搭建人工筛选和检索语料平台。

1.2 药品安全舆情语料库的框架设计与构建方法

1.2.1 语料库的框架设计

网络文本资料杂乱且丰富,如何有效地获取源语料是构建本语料库的关键立足点[12]。在获取到源语料后还需要对语料内容进行结构化处理并简单提取一些可用的实体,故整个结构化语料库的设计框架如图1-9所示。

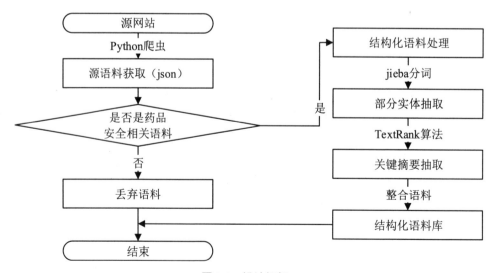

图 1-9　设计框架

1.2.2 生语料采集处理

本节主要介绍说明生语料和生语料的收集过程，主要用到的开发语言为Python3.6，开发工具是Pycharm，第三方库有selenium、re、time、json、lxml、requests。

1.基本概念

原始语料库是指那些收集后未曾处理过的语料库，收集过程是爬虫。如果将互联网与大型蜘蛛网进行比较，数据即存储在蜘蛛网的每个节点上。爬行器是沿着网络爬行的小型蜘蛛，沿着网络爬取自己的猎物（数据）。搜索引擎向网站发起请求，检索和分析资源，并提取有用的数据。从技术角度来看，它模拟了浏览器的行为，浏览器以编程方式请求网站，并在本地检索网站返回HTML代码/ JSON数据/二进制数据，然后提取所需的数据[13-14]。

2.采集过程

爬取的网站有搜狐网（假劣药品）、国家药品监督管理网药品相关公告和药品飞行检查网对各个公司的安全舆情信息。具体对各个网站爬取实现过程如下：

（1）对搜狐网（制售假劣药品）的爬取

Step1：获取页面所有url。通过对搜狐网页面结构的观察与分析，发现搜狐网采用了动态ajax技术，所以采用Selenium自动化测试工具，获取整个文本的html，存储到sohupage文本中。

Step2：正则匹配。在得到所需的文本后，通过Python自带的re库对文本进行正则匹配，得到所有的url统一资源定位系统，并采用字典形式存储。

Step3：解析文本。之后通过for循环，使用requests库和XPATH定位每个url分析，爬取出所有的文本内容、文本标题、文本发布时间和url，并保存成json格式，即得到搜狐网关于制售假劣药品的生语料。sohu生语料每条记录的格式为：URL、TITLE、DATE、CONTEXT。

（2）对国家药品监督管理局药品评价中心网药品相关公告的爬取

Step1：获取页面所有url。通过对此网页面结构的观察与分析，发现国家药品监督管理局药品评价中心网共有9页，所以采用urllib.request库和re库正则匹配相应页面的url，存储到gonggaopage文本中。

Step2：正则匹配。在得到所需的文本后，通过Python自带的re库对文本进行正则匹配，得到所有的url统一资源定位系统，并采用字典形式存储。

Step3：解析文本。得到所有url字典后，通过Python代码中的for循环依次对每个url进行分析，然后通过lxml库中的xpath分析页面，爬取出所有的文本内容、文本标题、文本发布时间和url，并保存成json格式，即得到生语料。药品相关公告生语料每条记录的格式为：URL、TITLE、DATE、CONTEXT。

（3）对药品飞行检查网的爬取

Step1：获取页面所有url。通过对此网页面结构的观察与分析，发现药品飞行网拥有反爬措施，通过不断百度，找到解决方案，然后采用Selenium自动化测试工具获取到整个文本的html，存储到flypage文本中。

Step2：正则匹配。在得到所需的文本后，通过Python自带的re库对文本进行正则匹配，得到所有的url统一资源定位系统，并采用字典形式存储。

Step3：解析文本。之后通过for循环，使用requests库和XPATH定位每个url分析，爬取出所有的文本内容、文本标题、文本发布时间和url，并保存成json格式，即得到药品飞行网的生语料，表1-3是所爬取的部分生语料。

表1-3　药品飞行网生语料

URL	TITLE	DATE	CONTEXT
https://www.nmp-.cn/xxgk/fxjzh/ypfxjch19012518001122.html	对甘肃博祥药业有限公司飞行检查通报	发布时间：2019-01-25	"企业名称"，"甘肃博祥药业有限公司"，"企业法定代表人"，"辛佳杰"，"药品经营许可证编号"，"甘"，"AA938H416"，"社会信用代码（组织机构代码）"，"916205220606106958"，"企业负责人"，"辛佳杰"，"质量负责人"，"任保吉"，"注册地址"，"天水市秦安县西川工业园区"，"仓库地址"，"天水市秦安县西川工业园区"，"经营方式"，"药品批发"，"经营范围"，"中药材〈国限品种除外〉、中药饮片"，"检查日期"，"2018"，"年"，"10"，"月"，"17"，"日"，"—2018"，"年"，"10"，"月"，"19"，"日"，"检查单位"，"国家药品监督管理局审核查验中心"，"事由"，"国家药品经营企业年度检查计划"，"检查发现问题"，""，"1."，"企业采购药品时未确定供货单位的合法资格及所购入药品的合法性，未核实供货单位销售人员的合法资格。"，""，"2."，"检查发现"，"2017"，"年以来，企业销售给张川县某诊所的中药饮片未开具发票。"，""，"3."，"企业"，"2017"，"年度未开展质量管理体系内审。"，""，"4，"，"企业质量管理部门未实施计算机系统操作权限的审核。"，""，"5."，"企业质量负责人兼职采购工作，验收员兼职收货工作。"，"处理措施"，"甘肃博祥药业有限公司的上述行为严重违反《药品经营质量管理规范》，甘肃省药品监督管理局已依法撤销该企业《药品经营质量管理规范》认证证书（"，"，"http://www.gsda.gov.cn/directory/web/ WS01/CL0511/48743.html"，"，"），对企业涉嫌违法违规经营行为调查处理。"，""

1.2.3 解析生语料库

本节主要将前面获得的三个json生语料进行逐个分析，找出其中可能存在的实体及其关系，主要用到的开发语言为Python3.6，开发工具是Pycharm，第三方库有json和jieba。

1.对国家药品监督管理局药品评价中心网公告通知的解析

解析开始前需要介绍下Python的jieba库，jieba库是一个优秀的第三方库，用于分割中文单词。要获得单个单词，需要对中文文本进行分段。jieba库中的分词原理如下：汉字同义词库用于确定汉字之间的相关概率，以及汉字之间具有高概率的单词形成短语以形成单词分割结果。

Step1：通过对该网页的分析，发现每个url的标题中都有药品，且正文都是对药品的公告，所以对药品进行实体抽取。首先创建停用词表，根据对每个标题的分析，找出不相干的无用词，依次写入停用词。

Step2：jieba分词。使用jieba库对标题进行分词，通过Python调用停用词表[15]。

Step3：得到实体。通过停用词表对分词后的无用词语进行去除，得到药品的实体，然后更新到json文件中。

2.对药品飞行检查网所爬取的json的分析

通过对在药品飞行网爬取的生语料库的不断分析，发现每个语料的title都有实体公司，Context存在实体检查单位和结构化的一些语料，故采用停用词表和jieba分词提取实体公司。下列是提取实体公司的步骤：

Step1：创建停用词。根据对每个标题的分析，找出不相干的无用词，依次写入停用词文件。

Step2：jieba分词。使用jieba库对标题进行分词，使用停用词，并去除无用的词表。

Step3：合并词表。将剩下的词表合并，即成功提取到实体公司，之后更新到json文件中。

Step4：对Context文本进行分析。分析所爬取的文本内容，发现都具有一定的规律，即每个固定的文本后面都有所对应的实体和语料，故采用字符串切片和字符替换的方式找出实体和结构化语料语句，表1-4是新增后的语料。

表 1-4 药品飞行网熟语料

TITLE	PRODUCER	CHECKER	QUESTION	ANSWER
对甘肃博祥药业有限公司飞行检查通报	甘肃博祥药业有限公司	国家药品监督管理局审核查验中心	1.企业采购药品时未确定供货单位的合法资格及所购入药品的合法性，未核实供货单位销售人员的合法资格。2.检查发现 2017 年以来，企业销售给张川县某诊所的中药饮片未开具发票。3.企业 2017 年度未开展质量管理体系内审。4.企业质量管理部门未实施计算机系统操作权限的审核。5.企业质量负责人兼职采购工作，验收员兼职收货工作	甘肃博祥药业有限公司的上述行为严重违反了《药品经营质量管理规范》，甘肃省药品监督管理局已依法撤销该企业的《药品经营质量管理规范》认证证书（http://www.gsda.gov.cn/direc tory/web/WS01/CL0511/48743.html），对企业涉嫌违法违规经营行为进行调查处理

1.2.4 基于TextRank算法的关键摘要提取

关键摘要的提取，是自然语言处理过程的重要组成部分，摘要是对一段语料的高度概况，也是本章能够成功构建语料库的关键所在。本章主要介绍内容是TextRank算法以及对它的使用，它是用于关键字提取的算法，也可以用于短语提取和摘要抽取[16-17]。本章主要用到了TextRank算法提取文章内的关键摘要。

1.TextRank算法思想

TextRank算法是文本排名算法，即将文本分为几个组成单元（句子）以构建节点连接图，使用句子之间的相似度作为边缘的权重，并使用TextRank Value循环迭代计算句子的值，最后提取出高排名的句子并将它们合并为文本摘要。

2.实现摘要提取实现步骤

Step1：获取文本中的非结构化内容，然后采用for循环，依次进行摘要提取。

Step2：导入Textrank4zh包。textrank4zh模块是针对中文文本摘要抽取的TextRank算法的Python实现。

Step3：写入json文件。通过textrank4zh包来对语料进行摘要抽取，在完成后，对抽取的摘要文本写入json文件，表1-5是对某文本提取后的摘要示例。

Step4：无关数据的清除。通过对各个文本的分析，清除掉与药品安全无关的数据。检测摘要内是否包含药品字眼，如果没有，则删除此条语料。

表 1-5　关键摘要抽取

源文本	关键摘要
原标题：固镇县市场监管局开展医疗器械专项执法检查，为确保人民群众用药用械安全，规范医疗器械市场秩序，切实消除医疗器械质量安全隐患，固镇县市场监管局坚持从超前防范、源头控制、主动预防入手，不断加大医疗器械监管力度。从12月6日起，对全县医疗器械经营使用单位开展一个月的专项执法检查。（图为执法人员对医疗器械进行现场检查）据悉，此次专项检查的重点是辖区内药品医疗器械经营企业和使用单位（医疗机构），严厉打击从非法渠道购进药品医疗器械、制售假劣药品医疗器械、超范围经营药品医疗器械及夸大宣传等违法行为。主要检查药品医疗器械经营企业和使用单位（医疗机构）是否从合法企业购进医疗器械，是否索取《医疗器械注册证》《医疗器械生产许可证》及其他相关凭证、说明等。同时，对医疗器械进货查验、入库验收、出库复核、供货者资格审查等制度的落实，贮存医疗器械的库房也进行了严格的查验。目前，该县局已检查医疗器械经营单位 20 多家，医疗器械重点使用单位县人民医院、县中医院等 12 家医院。在检查中未发现使用未注册、无合格证明、过期失效、淘汰的医疗器械。通过专项检查，进一步完善了辖区药品医疗器械经营企业和使用单位（医疗机构）的管理制度，落实了经营者和使用者的主体责任，真正把监管措施抓实抓细抓落地	据悉，此次专项检查的重点是辖区内药品医疗器械经营企业和使用单位（医疗机构），严厉打击从非法渠道购进药品医疗器械、制售假劣药品医疗器械、超范围经营药品医疗器械及夸大宣传等违法行为

1.2.5 实体知识图谱的建立

如何将所有的语料可视化，并将语料以三元组文本的形式输出，主要用到的开发语言为Python3.6，开发工具是Pycharm，数据库用到的是NoSQL数据库（Neo4j图数据库），第三方库有py2neo、json等。首先，通过Python语句将所有的json数据导入Neo4j数据库，构建关系，具体构建过程如下：

Step1：通过py2neo包连接本地Neo4j数据库，通过json包读取本地处理过的语料库。

Step2：采用for循环，依次将每个语料信息进行处理，建立节点，示例代码如下：

```
drug = Node（'Drug'，Drug=du[i]['drug']，yes=100，no=0）
graph.create（drug）
```

此代码是建立药品节点，同时赋予两个属性：yes和no，这两个属性是为后期对语料进行筛选而建立。

Step3：人工建立关系。将以上所有的json数据通过key值导入Neo4j图数据库中。通过key值建立关系，例如：{"检查单位"，"rels_che_pro"，"公司"}。对Step2建立的所有节点建立关系，示例代码如下：

rels_producers=Relationship（checker，'rels_che_pro'，producer）

graph.create（rels_producers）

此代码是建立检查单位和被检查公司的关系rels_che_pro。

Step4：登录Neo4j图数据库，查看知识图谱，如图1-10所示。

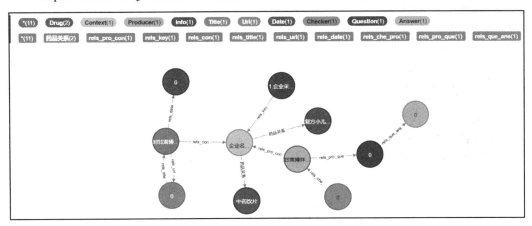

图 1-10　知识图谱

1.3 语料库原型与应用

在语言中，语料库是许多文本的集合。库中的文本（称为语料库）通常是经过编辑的，并且具有完整的格式和标签[18]。具体而言，它指的是计算机所存储的数字语料库。语料库是语料库语言研究的主要来源，也是语言学研究方法的主要来源，它用于基于数学或基于案例研究的字典、语言教育、本地语言研究和自然语言分析。

1.3.1 结构化语料库

所谓的结构化语料库是指可以分解为多个相互关联的组件分析后的语料库，每个组件具有清晰的层次结构，其使用和维护通过数据库进行管理，并且具有特定的操作规范。本章是将所有的已处理过后的语料以图数据库的节点形式展示，图1-11是在图数据库中以TEXT形式输出的其中一条语料信息。

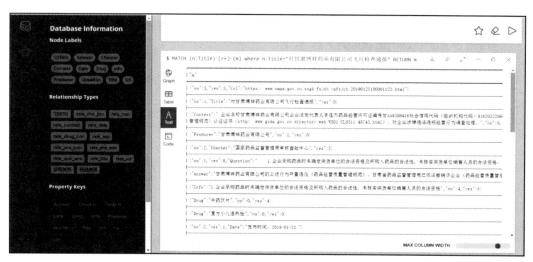

图 1-11　结构化语料

同时在后续平台中，其也呈现于平台上，如图1-12所示。

- QUESTION： 1.企业采购药品时未确定供货单位的合法资格及所购入药品的合法性，未核实供货单位销售人员的合法资格。　2.检查发现2017年以来，企业销售给张川县某诊所的中药饮片未开具发票。3.企业2017年度未开展质量管理体系审核。　4.企业质量管理部门未实施计算机系统操作权限的审核。5.企业质量负责人兼职采购工作，验收员兼职收货工作。
  id: 41
  赞成 0 反对 0

- ANSWER：甘肃博祥药业有限公司的上述行为严重违反《药品经营质量管理规范》，甘肃省药品监督管理局已依法撤销该企业《药品经营质量管理规范》认证证书（http://www.gsda.gov.cn/directory/web/WS01/CL0511/48743.html），对企业涉嫌违法违规经营行为调查处理。
  id: 61
  赞成 0 反对 1

图 1-12　药品安全舆情语料平台

1.3.2 语料检索服务

本节内容主要介绍了如何将所需要的实体从庞大的语料中检索出来，便于后期分析以及处理。主要用到的开发语言是Python3.6，开发工具为Pycharm，数据库是NoSQL数据库（Neo4j3.5.5数据库），第三方库有Neo4j包、Flask框架。以下是实现流程：

Step1：构建前端页面，然后采用form表单将所检索的内容传到后台，在这里采用js显示查询记录，默认保存6条数据，前端界面如图1-13所示。

药品安全舆情的结构化语料筛选平台

‹ Q 　　　　　　　　　　　　　　　　　　所查属性：◉药品 ○公司　　搜索
显示所有

历史

湖南中医医药有限公司

中药饮片

甘肃博祥药业有限公司

清除记录

图 1-13　检索界面

Step2：Flask框架对前端传来的数据进行处理：首先需要定义路由，接入函数，采用request.form方法获取前端传来的json数据，采用Cypher语言对知识图谱进行查询，返回所查询到的节点，查询语句如下：

'MATCH （n：{}）-[*1..2]-（m：Title） where n.{}="{}" RETURN m'.format（jie，jie，con）

Step3：前端处理后端返回的数据。采用Flask渲染模板显示从前端传过来的数据，此数据主要是文章的标题，如图1-14所示。

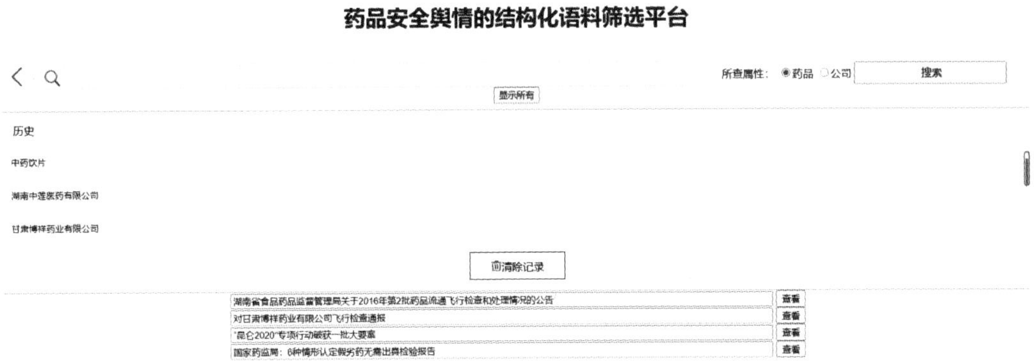

药品安全舆情的结构化语料筛选平台

图1-14　检索的相关内容

1.3.3　人工筛选平台

本节内容主要介绍构建人工筛选平台的过程，包含筛选平台前端、后端和数据库。所使用的开发语言为Python3.6，开发工具为Pycharm，数据库为NoSQL数据库（Neo4j图数据库），第三方库有py2neo、Flask框架。因为本章是基于Python构建结构化语料库的筛选平台，通过不断的研究和对Python框架之间的比较，发现Flask框架更适合构造平台。Flask是一个用Python编写的轻量级可自定义的框架，它比同类型的其他框架更灵活、更轻便、更安全并且更易于使用[19]，故选用Flask框架来构建平台。以下分别从筛选平台的数据库、前端和后端来介绍。

1.数据库

数据库使用Neo4j图形数据库存储所有数据。Neo4j本身是NoSQL数据库中的一种，它是基于数学中图论的数据库。与在数据库表字段中存储数据的传统关系数据库不同，图形数据库在节点和边中存储数据与数据之间的关系，在图形数据库中将其称为"节点"和"关系"。在本章中，所有语料都可作为节点存储在图数据库中[20]。

2.前端

构建两个html页面，一个展现所有的语料，如图1-15所示，在这个页面中包含检索功能和展示每个文章的标题功能，点击查看按钮可以定向到与此标题相关的语料，如图1-16所示。

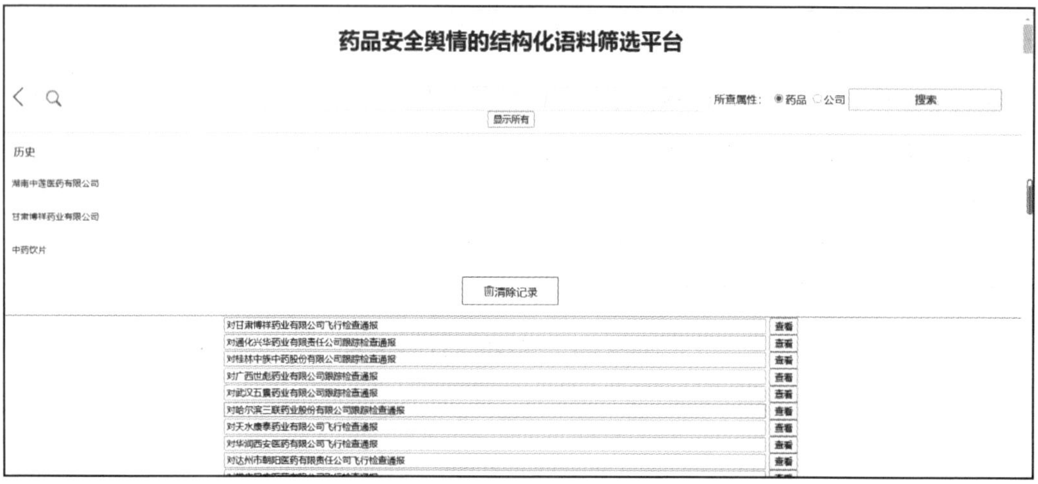

图 1-15 检索平台

第二个页面如图1-16所示，展示语料具体的实体或是结构化的语料信息，同时在这里可以输入新增加的实体，如药品、公司、检查单位等。在每个实体后面分别有两个按钮，按钮默认值为0，如果用户赞同这个实体或是语料信息，可以点击赞同后面的按钮，按钮值加1，如果反对，便可以点击反对后面的按钮，当反对按钮值增加到10后弹出按钮框"删除此实体"，点击后从数据库中删除此实体。

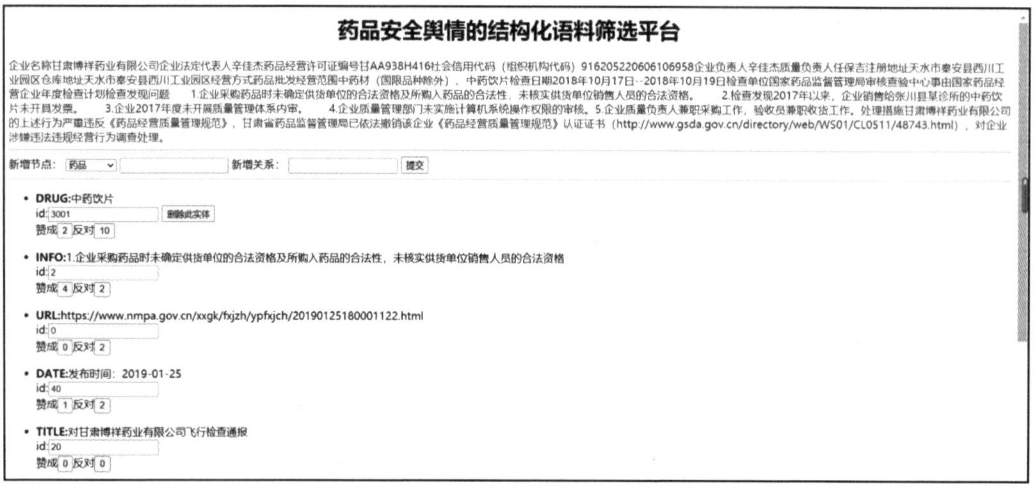

图 1-16 语料展现平台

3.后端

后端主要是接收前端传过来的值并进行处理，然后将处理后的值返回到前端将其展示。因为是基于Flask框架完成平台搭建的，所以在这里前后端交互数据主要用到了form表单提取的方式：先定义路由，然后在路由下方定义路由函数，函数中可以写入Cypher语句对知识图谱中的语料进行增删查，然后返回到前端，筛选平台即完成。图1-17是前端和后端数据交互的控制台界面信息。

127.0.0.1 - - [18/May/2021 10:23:23] "POST /new22 HTTP/1.1" 200 -{'3001s' : ['s001'], 'drugN' : ['1']}

3001

no

1

图 1-17　前端向后端所传数据

1.3.4 实体知识图谱导出

在实现知识图谱的基础上，采用Cypher语句查询所有三元组形式的数据。三元组是指形如（（x，y），z）的集合。信息三元组可抽象表示为公式，每个实体可能与多个实体有关系，即公式，在文本中可能存在多个有关系的实体。在Cypher语句查询过后，将查询到的数据写入文本，实现步骤如下：

Step1：通过py2neo包连接本地的Neo4j数据库，通过json包读取本地处理过的语料库。

Step2：采用Cypher查询语句，查询出相关的节点和关系，查询语句如下：

MATCH （p）-[r1]->（m）　RETURN p，m，r1

Step3：对查询出的语句进行分析，之后以三元组形式导成文本形式，表1-6是导出的部分语料。

表 1-6　三元组和部分语料

实体 1	实体 2	关系	实体类型 1	实体类型 2	材料分类	责任承担源	备注
监管部门	浙江钱江（蕉城）中药饮片有限公司	检查	Checker	Producer	药品	经营企业安全问题网络舆情预警	源文本参见表1-5
固镇县市场监管局	药品医疗器械经营企业	检查	Checker	Producer	医疗器械	医疗器械质量安全问题网络舆情预警	源文本参见表1-5

1.4　本章小结

本章以药品安全为主要关键词，分别从搜狐网、药品飞行检查网和国家药品监督管理中心爬取相关的数据，然后进行结构化处理，分析得到药品安全舆情的结构化语料库。本章就药品安全舆情语料库的构建主要研究如下：（1）提出该问题的研究背景和意义，通过CiteSpace软件对过往研究语料库和药品安全的论文进行分析，得出此研究的可行性和必要性。（2）分析药品安全舆情的结构化语料库的构建过程，包括源语料的爬取和语料的分析过程。（3）语料库的筛选平台的搭建，根据需求，建立药品安全舆情语料库的知识图谱，并通过Flask框架实现语料的实体检索功能和筛选功能。

　　本研究虽然成功构建了药品安全舆情语料库，但所构建的源语料不够丰富，只爬取了搜狐网、药品飞行检查网和国家药品监督管理中心三个网址的语料。而语料越多，后期药品安全的形势分析、现状监测、危机预警等越准确，因此增加语料是后续的研究重点。

本章参考文献

[1] 袁小量，李冰倩.食品药品安全事件网络舆情预警策略研究[J].中国市场，2017（34）：87-88.

[2] 梁海燕.药品安全问题引发公共舆论事件的关注指标——以"长春长生"问题疫苗事件发展过程为例[J].新闻传播，2019（9）：51-52.

[3] 王洁.基于Python的中越双语可比语料构建[D].昆明：云南大学，2018.

[4] 唐萌.面向汉语辞书编纂的大型通用语料库构建研究[D].烟台：鲁东大学，2015.

[5] 康计良．Python语言的可视化编程环境的设计与实现[D].西安：西安电子科技大学，2012.

[6] 许秋雪.基于文献计量和知识图谱的文本挖掘研究主题群识别与趋势分析[D].延吉：延边大学，2018.

[7] 杜静，万明，李良，等.基于CiteSpace的中国大学生创新创业教育可视化研究[J].计算机与数字工程，2020，48（10）：2307-2312.

[8] 肖黎明，肖沁霖.国内外绿色创新研究进展与热点——基于CiteSpace的可视化分析[J].资源开发与市场，2018，34（9）：1212-1220.

[9] 王晓晓，郭清.基于CiteSpace的近十年我国医养结合研究热点及发展趋势分析[J].中国全科医学，2021，24（1）：92-97.

[10] 党海文.互联网时代的药品舆情应对思考[N].中国医药报，2019-12-13（003）.

[11] 王宇佳.公共危机传播中网络舆情演变研究[D].沈阳：辽宁大学，2013.

[12] Camp J R, Fuhs J V, Beattie S D, et al. Review of the Food and Drug Administration's Center for Drug Evaluation and Research Program for New Molecular Entities：Trends and Regulatory Requirements in Acknowledgment Letters and Filing Communications[J]. Therapeutic Innovation & Regulatory Science，2021，55（3）：568-582.

[13] Richard Lawson.用Python写网络爬虫[M].李文武，译.北京：人民邮电出版社，2016.

[14] 周昆，王钊，于碧辉.基于语义相关度主题爬虫的语料采集方法[J].计算机系统应用，2019，28（5）：190-195.

[15] 于娟，刘强.主题网络爬虫研究综述[J].计算机工程与科学，2015，37（2）：231-237.

[16] 姬弘飞．基于TextRank与Log-Likelihood的Chrome浏览器中文词云插件的设计与开

发[D].北京：北京外国语大学，2015.

[17] 汪旭祥. 文本自动摘要方法研究[D].镇江：江苏科技大学，2020.

[18] 黄水清，王东波.国内语料库研究综述[EB/OL].（2021-05-23）. http://kns.cnki.net/kcms/detail/42.1812.g2.20210310.1157.002.html.

[19] 沈宏伟.基于Flask的企业内网安全系统的设计与实现[D].北京：北京交通大学，2018.

[20] 杨振，万为清.图数据库的研究和应用[J].电脑编程技巧与维护，2020（12）：91-93.

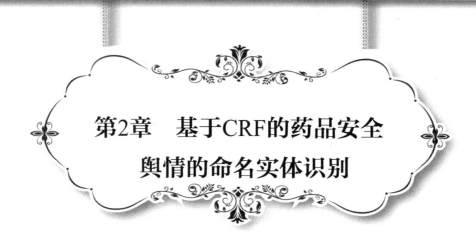

第2章　基于CRF的药品安全舆情的命名实体识别

命名实体识别是从文本中识别出人名、地名、机构名等专有名词，它是文本信息处理的基础。近年来药品安全事件频频发生，命名实体识别是有效分析药品安全舆情的基础。本章定向语料为药物滥用和问题疫苗方面，所以定义实体类型为机构名称、药品名称和疫苗名称。而药品安全舆情文本中存在大量的名称，难以识别出其中的实体，所以如何利用机器学习方法进行命名实体识别尤为关键。首先将数据标注多个标签，每个标签针对实体中的不同类型；其次人工构建训练数据集，进行特征设计和CRF模型训练；最后再对模型预测的标签进行识别，验证实验结果识别的准确率和有效性。

2.1 绪论

2.1.1 研究背景与意义

1.研究背景

随着社会和互联网技术的发展，网络舆情的传播规律、热点信息和传播趋势预测的研究是影响政府、管理部门及企业掌握、了解民众关注趋向和快速获取重要信息的关键问题[1]。药品安全关系到民众的生命健康，2020年突发的新冠肺炎疫情，更是将药品安全问题推到了风口浪尖。药品安全问题很容易成为社会的焦点，药品安全事件通过网络媒体传播，如果处理不及时会引起社会治理上的一系列问题，因此怎样通过数据技术对网络数据信息进行分析，发现可能存在的风险，是在当今信息发达时代通过大数据方法研究社会舆情的新课题。

自2012年以来，陆续出现"毒胶囊""毒明胶"等事件，2017年全国检察机关先后三次集中力量，采取专项立案监督的形式，重拳打击危害食品药品安全犯罪，受到社会各界的普遍关注。最高人民检察院着重强调重点监督生产、销售有毒有害食品药品犯罪，生产、销售假药劣药犯罪等侵害民众切身利益的案件[2]。自此可看出，药品安全舆情在社会上的关注度不断提高，同时对我国的社会稳定也有着不容忽视的影响。

命名实体识别主要是识别出文本中出现的有意义的实体或短语并加以归类[3]。它不仅是当下信息处理领域的前提，还是后续抽取、消歧等处理的关键，在各个领域的知识挖掘中都有广泛的应用和研究。正确的命名实体识别和提取对于解决热点研究领域中的智能问答系统、信息检索、机器翻译、食品药品安全和生物医学中的大部分问题都是至关重要的[4]，所以命名实体识别技术具有重要的研究价值。

2.研究意义

药品安全网络舆情传播交互性强，且由于网络的原因，存在部分信息容易情绪化，而关于药品安全舆情的实体识别可以实现在多样信息中快速识别规定的特征信息，比如专有名词等。在为某一位置进行标注时可以利用丰富的内部及上下文特征信息，缩短识别的时间，缩小范围，在很大程度上为研究者节约了资源。

2.1.2 研究现状与趋势

1.研究资料与方法

（1）数据来源

本章药品安全舆情数据和命名实体识别数据均来源于中国知网（CNKI），通过主题、检索年限、来源类别、匹配方式等条件进行限制，再将检索所得文献进行人工筛选，考虑文献质量，剔除杂志、会议通知等无效文献，最终药品安全舆情文献有效样本量为34篇，命名实体识别数据有效样本量为59篇。

（2）研究方法与工具

将所获取的药品安全舆情方面和命名实体识别方面相关文献，选择CNKI的Refworks

格式导出下载，通过CiteSpace5.7. R2软件数据转换，并对数据文献进行转化及去重处理，设置不同参数，从不同维度入手，对数据文献进行可视化分析。

（3）研究过程

将所筛选的文献数据按照规定格式下载，并将其数据导入CiteSpace新建项目的数据文件Data中，设置相关节点，如作者、机构、关键词等，依次进行合作网络分析和共现聚类分析，作者、机构与关键词TopN阈值均设为50，不进行修剪。

2.研究概况

（1）年度发文量分析

药品安全舆情发表年度趋势，如图2-1所示。从图2-1可知，2016年前，文献发表量一直处于持续上升状态，平均每年增加5篇，并于2016年达到峰值10篇，说明在此期间，药品安全舆情问题迅速引起了研究者的关注，成为研究者们关注的热点；自2017年至2020年，文献发表量呈现下降趋势，维持在6.5篇/年，较2014年之前增长了近一倍；而在2021年，截至4月，已有3篇相关文献发表，可知此研究领域仍受到学者们的青睐，依旧具有研究价值。

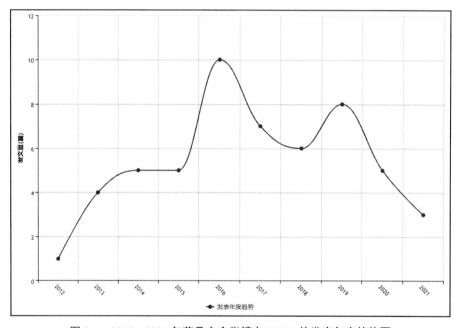

图 2-1　2012—2021 年药品安全舆情在 CNKI 的发表年度趋势图

由图2-2可知，2000—2010年，文献发表量呈缓慢增长趋势，平均每年增长11.4篇；2011—2013年，发文量出现短暂的下坡趋势，说明命名实体识别研究进入冷淡期；2014—2020年，发表文献量直线上升，维持在73.8篇/年，且在2019年达到127篇；而在2021年，截至4月，已有3篇相关文献发表，可知命名实体识别逐渐走进更多研究者的视野，已然是当下研究的热点。

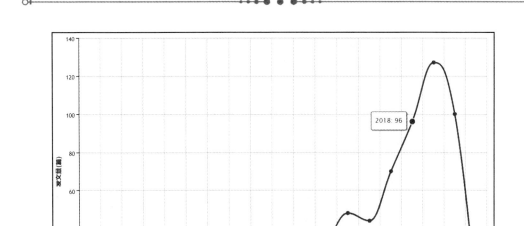

图 2-2　2000－2021 年命名实体识别 CNKI 文献量年份分布图

（2）作者分析

药品安全舆情文献作者合作图谱如图2-3所示。本研究中发文最多的是甘肃省礼县市场监督管理局党海文，发文量为10篇。图谱节点数为52，连线数为59，密度为0.0445。结果显示：主要作者合作群有刘红茹、党海文等；初期研究团队核心成员较少，合作强度不大，随着时间的推移，团队核心成员增加，内部合作更加紧密。

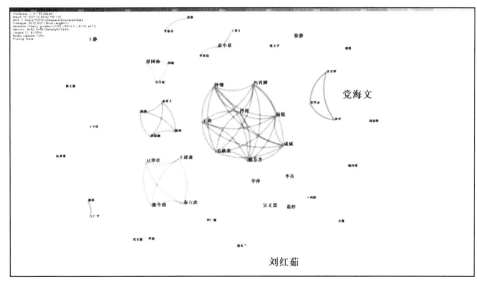

图 2-3　2012－2021 年药品安全舆情 CNKI 文献作者合作图谱

命名实体识别作者合作图谱（见图2-4）中，发文最多的是陈艳平、黄瑞章、秦永彬、扈应；图谱节点数为70，连线数为34，密度为0.0141。虽然发文量在不断增加，但各个研究者之间合作颇少，仅存在4个研究团体。只有加强合作，不断交流，才会有更新、更超前的研究成果。

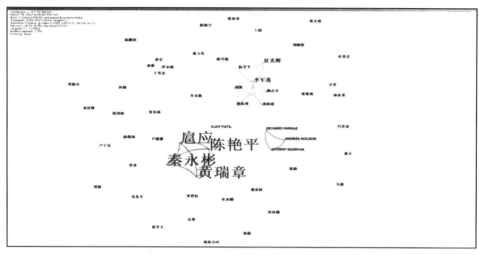

图 2-4　2000－2021 年命名实体识别 CNKI 文献作者合作图谱

（3）研究机构分析

药品安全舆情文献中研究机构发文最多的是甘肃省礼县市场监管局，发文量为10篇，如图2-5所示，图谱节点数如图左上角。机构合作主要集中在甘肃省礼县市场监督管理局、沈阳药科大学工商管理学院及各药品监督管理局与各学院。其中频次最高的是沈阳药科大学工商管理学院及甘肃省礼县市场监督管理局，这表明这两个机构与其他机构合作较多，而其余机构大多仅与当地学院、研究中心或市场监督管理局开展合作。

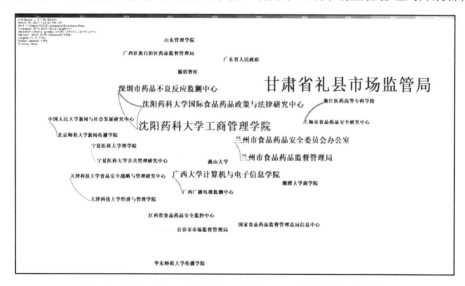

图 2-5　2012－2021 年药品安全舆情 CNKI 文献机构合作图谱

图2-6为命名实体识别文献机构合作图，从图中可以看出发文居多的是贵州大学。机构合作主要集中在中国医学科学院医学信息研究所、北京各大研究所和学院以及上海

各大院校和研究所。北京各大研究所和学院以及上海各大院校和研究所与当地研究机构合作较多，而其余机构大多与当地大学及相关实验室开展合作较少。

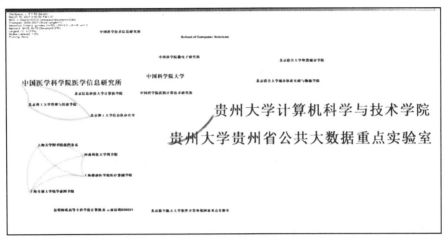

图 2-6　2000－2021 年命名实体识别 CNKI 文献机构合作图谱

（4）期刊来源分析

根据图2-7可以从宏观角度了解该领域排名靠前的研究群体。药品安全舆情文献期刊来源饼状占比图中，排名靠前的有中国医药报、中国食品药品监管、视听等。排名靠前的期刊中，大多都是属于食药监方面，其他类型的期刊文献数量相对较少。虽然关于药品安全舆情有关的研究文献的发表量与日俱增，但相对来说还不够充分，也仍然有开发挖掘的价值。

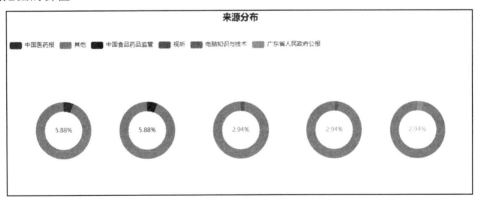

图 2-7　2012－2021 年药品安全舆情 CNKI 文献期刊来源饼状占比图

命名实体识别文献期刊来源饼状占比如图2-8所示。排名靠前的有大连理工大学、华南理工大学、电子科技大学、北京邮电大学及山东理工大学。近年来，命名实体识别的研究逐渐成为研究热点，尤其表现在计算机研究方面，但是对于命名实体识别的研究，各期刊机构存在片面化，不能够全面展开研究。

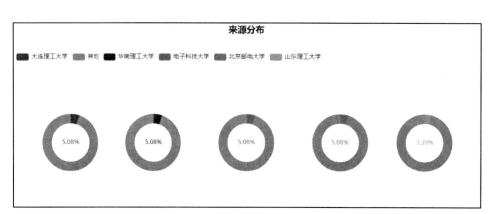

图 2-8　2000－2021 年命名实体识别 CNKI 文献期刊来源分布图

3.研究热点

（1）关键词共现

关键词共现可直观展示出关键词之间的关注度与关联度，揭示一个研究领域内的重点研究内容。分析药品安全舆情CNKI文献得出共现频次≥2的关键词共20个，其中排名前十二的关键词如表2-1所示，高频共现词图谱如图2-9所示。由图表可知，该领域研究的主要内容为食品药品安全、网络舆情突发事件及药品安全等，其中食品药品安全是出现频次最多的关键词。

表 2-1　2012－2021 年药品安全舆情 CNKI 文献排名前十二的关键词

序号	频次	中介中心性	年份	关键词
1	8	0.10	2014	食品药品安全
2	7	0.22	2012	网络舆情
3	5	0.02	2012	突发事件
4	4	0.08	2015	药品安全
5	3	0.13	2016	大数据
6	3	0.02	2012	预警
7	2	0.00	2013	药品安全事件
8	2	0.09	2018	食品安全
9	2	0.04	2015	应急管理
10	2	0.00	2019	Triz理论
11	2	0.01	2015	监测
12	2	0.01	2018	舆情监测

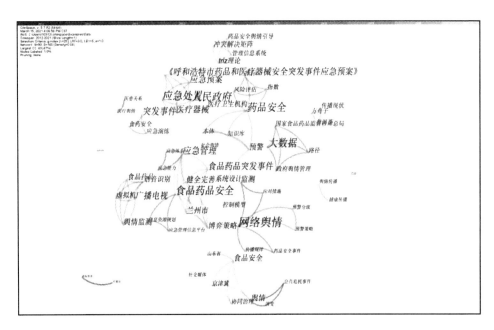

图 2-9 2012－2021 年药品安全舆情 CNKI 文献高频关键词共现图谱

命名实体识别文献高频关键词共现图谱如图2-10所示，其频次排名前十四的关键词如表2-2所示，共现频次≥4的关键词14个，可见命名实体识别在研究领域中颇受欢迎。研究的主要内容为命名实体识别、利用机器学习和深度学习、协同训练，此外还有主动学习、双向长短期记忆网络、Bert等高频关键词。频次为20以上的关键词有5个，主要以命名实体识别为主。

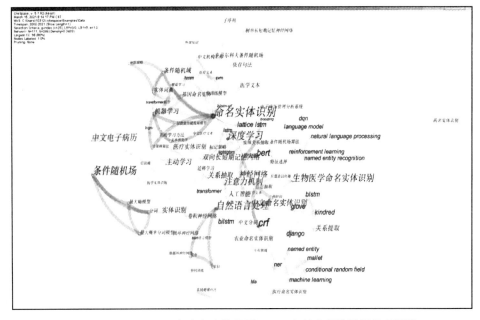

图 2-10 2000－2021 年命名实体识别 CNKI 文献高频关键词共现图谱

表 2-2　2000－2021 年命名实体识别 CNKI 文献排名前十四的关键词

序号	频次	中介中心性	年份	关键词
1	33	0.69	2004	命名实体识别
2	32	0.27	2000	深度学习
3	27	0.13	2000	生物医学命名实体识别
4	26	0.33	2000	Crf
5	23	0.00	2000	信息抽取
6	10	0.31	2007	自然语言处理
7	7	0.16	2007	条件随机场
8	6	0.00	2004	机器学习
9	5	0.06	2019	中文电子病历
10	5	0.13	2019	神经网络
11	4	0.07	2008	中文命名实体识别
12	4	0.13	2019	注意力机制
13	4	0.09	2019	关系抽取
14	4	0.17	2020	Bert

（2）关键词共现聚类分析

药品安全舆情文献关键词聚类可反映该领域的历史发展规律及未来研究方向，对关键词聚类后共得到三个类别，如图2-11所示；导出聚类明细表，提取关键标签并归纳，如表2-3所示。当Q值>0.3时，表示聚类结构显著；当S值>0.5时，表示聚类是合理的。

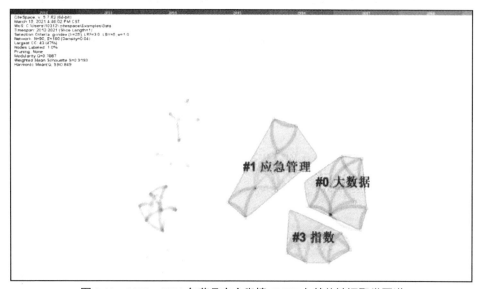

图 2-11　2012－2021 年药品安全舆情 CNKI 文献关键词聚类图谱

由表2-3可知，三个聚类内容也囊括了三大方向，各个聚类内容也有所关联。通过大数据对领域内药品安全事件进行分析，得出相关指数信息，对信息进行合理分析，正确引导社会药品安全舆情影响方向。

表 2-3　2012－2020 年药品安全舆情 CNKI 文献关键词聚类表

序号	规模	轮廓值	主要内容	标签	年份
#0	12	0.981	大数据	药品安全；网络舆情；大数据；监测；应对措施；食品药品安全；食品药品突发事件；控制模型；风险评估	2015
#1	12	0.817	应急管理	应急管理；食品药品突发事件；应急体系；指标；健全完善；国家食品药品监督管理总局；博弈策略	2017
#3	8	0.873	指数	指数；应急管理；突发事件；食药安全；处置工作；应急预案；大数据	2016

图 2-12 为命名实体识别 CNKI 文献关键词聚类图谱。表 2-4 是频次排名前十四的关键词聚类表，6 个聚类内容也囊括了五大方向。各个聚类内容相互呼应，展现了命名实体识别中需要的各算法。通过对知识图谱进行分析，构建知识库，对数据进行处理，然后利用机器学习来实现对命名实体识别的一系列研究。

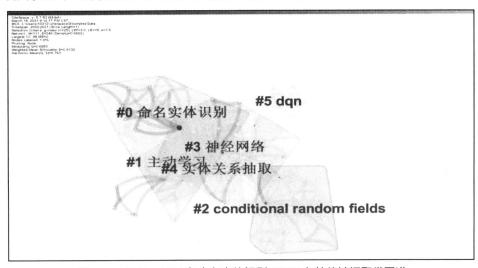

图 2-12　2000－2021 年命名实体识别 CNKI 文献关键词聚类图谱

表 2-4　2000－2021 年命名实体识别 CNKI 文献关键词聚类表

序号	规模	轮廓值	主要内容	标签	年份
#0	24	0.873	命名实体识别	命名实体识别；医学实体识别；预训练模型；中文命名实体识别	2013
#1	20	0.86	主动学习	主动学习；命名实体识别；条件随机场；注意力机制；双向长短期记忆网络	2016
#2	17	0.985	Crf	conditional random fields；命名实体识别；联合学习中文命名实体识别；双向长短期记忆网络	2015
#3	15	0.932	神经网络	深度学习；神经网络；Bert；完全自注意力机制；自然语言处理	2013
#4	8	0.916	实体关系抽取	实体关系抽取；命名实体识别；中文命名实体识别；标记策略；lstm；Bert	2019
#5	7	0.939	Dqn	Dqn；conditional random fields；注意力机制；神经网络；named entity recognition	2020

4.研究前沿

检测突现词后得到了药品安全舆情研究领域内的最强突现词，包括"药品安全事件""食品药品安全""网络舆情"等，还有突现词对应的出现和消失的年份（见图2-13）。

由图2-13我们可以观察到，2013—2016年最先突现的关键词为药品安全事件，其次主要是网络舆情与食品药品安全。也就是说早几年，研究者们更多关注的是药品安全舆情相关信息。而2018—2021年研究者们更注重的是食品药品突发事件及药品舆情引导等问题，还有相关解决办法及支持理论。随着科技的发展，研究者们的关注点也在不断加深，从研究问题到研究处理的办法、算法，循序渐进，对药品安全舆情事件不断挖掘。

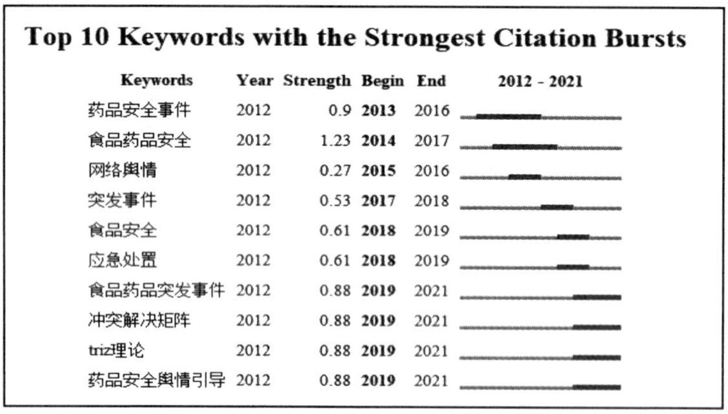

Top 10 Keywords with the Strongest Citation Bursts

Keywords	Year	Strength	Begin	End	2012 - 2021
药品安全事件	2012	0.9	2013	2016	
食品药品安全	2012	1.23	2014	2017	
网络舆情	2012	0.27	2015	2016	
突发事件	2012	0.53	2017	2018	
食品安全	2012	0.61	2018	2019	
应急处置	2012	0.61	2018	2019	
食品药品突发事件	2012	0.88	2019	2021	
冲突解决矩阵	2012	0.88	2019	2021	
triz理论	2012	0.88	2019	2021	
药品安全舆情引导	2012	0.88	2019	2021	

图 2-13 2012－2021 年药品安全舆情 CNKI 文献突现关键词图谱

命名实体识别研究领域的17个最强突现词（见图2-14），包括"生物医学命名实体识别""深度学习""机器学习"等。2005—2013年最先突现的关键词为最大条件随机场等；而到了2011年之后，主要是以命名实体识别及机器学习为中心；在2015年过后，研究者们逐渐将研究内容转变为各种学习方法和算法，进入较有深度的研究阶段。

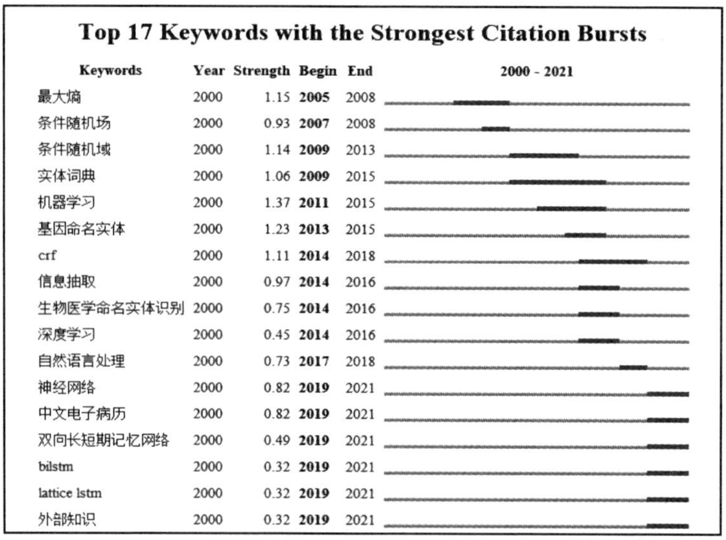

Top 17 Keywords with the Strongest Citation Bursts

Keywords	Year	Strength	Begin	End	2000 - 2021
最大熵	2000	1.15	2005	2008	
条件随机场	2000	0.93	2007	2008	
条件随机域	2000	1.14	2009	2013	
实体词典	2000	1.06	2009	2015	
机器学习	2000	1.37	2011	2015	
基因命名实体	2000	1.23	2013	2015	
crf	2000	1.11	2014	2018	
信息抽取	2000	0.97	2014	2016	
生物医学命名实体识别	2000	0.75	2014	2016	
深度学习	2000	0.45	2014	2016	
自然语言处理	2000	0.73	2017	2018	
神经网络	2000	0.82	2019	2021	
中文电子病历	2000	0.82	2019	2021	
双向长短期记忆网络	2000	0.49	2019	2021	
bilstm	2000	0.32	2019	2021	
lattice lstm	2000	0.32	2019	2021	
外部知识	2000	0.32	2019	2021	

图 2-14 2000－2021 年命名实体识别 CNKI 文献突现关键词图谱

5.研究热点迁移

在关键词聚类的基础上，进一步分析其关键词聚类的时间轴（见图2-15）。#0大数据、#1应急管理这两个聚类基本维持在整个时间段，指政府对舆情事件的管理及一些应对措施、应急管理和预警等。#3指数则有明显的时间段，前期主要是食品药品安全，中期主要集中在对该问题的风险评估等方面，后期注重于解决该事件的模型等。

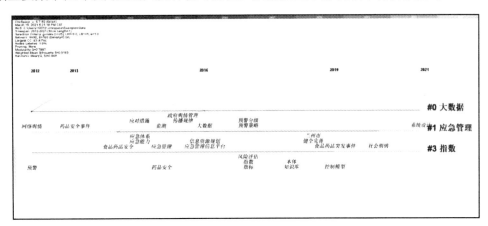

图 2-15　2012－2020 年药品安全舆情 CNKI 文献关键词聚类时间图

由命名实体识别文献关键词聚类事件图谱（见图2-16）可知，#0命名实体识别、#1主动学习、#2 conditional random fields、#3神经网络这四个聚类基本维持在同一时间段内。其中，#4实体关系抽取和#5 dqn是近年来出现的新词汇，也意味着二者将是未来研究的新热点。

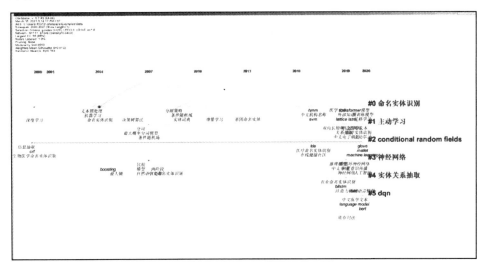

图 2-16　2006－2020 年命名实体识别 CNKI 文献关键词聚类时间图

6.文献讨论

（1）药品安全舆情

目前学术界关于公共事件社会舆情治理的研究有很多，如张小明、贾寒智[5]提出了一种网络舆情快速反应的机制，通过对网络信息舆情的监控、追踪以及引导，从而对舆情事件及时响应治理；喻国明[6]通过对百度海量搜索得到信息数据，并将其加以处理，针对构建社会舆情指数提出了大数据方法；宫辉、徐渝[7]采用社会网络矩阵分析的方法和计量分析模型，对网络信息传播模式以及这些特征是怎样影响网络信息传递进行了验证和分析，并有针对性地提出了信息传播的应对策略；张杰、张文胜[8]充分发挥了食品安全智库的优势，在以社会共治为前提的框架下，构建了以食品安全突发事件科学为基础的多元治理体系。

随着科技的发展，人们获得舆情的渠道也多了起来，加上对药品安全舆情研究的认识和深入，其研究重点也从监测分析转向解决事件的模型方式和方法。因此，药品安全舆情研究总体呈现良好的发展趋势，相信近几年会变成该领域内研究的焦点。

（2）命名实体识别

命名实体识别是从2000年开始逐渐进入人们视野的。杨雪敏[3]针对生物医学命名实体识别展开系统研究，并实现了该领域内基于CRF模型和Bi-LSTM-CRF模型的识别系统；王熙、吕佳高[9]针对生物医药这一领域，采用机器学习的方式进行命名实体识别和关系抽取的研究；蓝雁玲[4]通过对句子结构相似度和语义相似度的计算，并基于多模板的HMM，实现了中文状态下的命名实体识别系统；廖先桃[10]则采用规则和统计的方法对中文命名实体识别进行研究，并取得一定成果。

在信息处理的整个过程中，命名实体识别是识别、抽取、对齐、消歧中最基础的技术，也是第一步。命名实体识别结果的准确率直接影响到其之后的每一步，因为其之后的技术都是以它的数据为基础的。由此可见，命名实体识别研究今后会趋于稳定上升的趋势。

2.1.3 研究的基本内容和拟解决的主要问题

1.研究的基本内容

本课题的基本研究内容是利用机器学习算法模型对药品安全舆情相关信息进行实体识别，识别出文本中特定方向的实体。首先利用基于Python的网络爬虫技术爬取药品安全舆情的相关信息数据，对数据进行清洗，筛除冗余数据，建立数据集；其次对整理的数据集进行分词，并利用BMEO标注法确定序列集合；最后利用序列集合获得上下文特征，进行CRF模型训练，利用训练好的CRF模型对药品安全舆情相关信息的实体进行标注，从而实现基于机器学习方法的药品安全舆情的命名实体识别。

2.拟解决的主要问题

（1）收集数据并对数据进行去噪处理，整理为数据集。

（2）对整理数据集做标记，标记出每个句子中的定向实体及其位置。

（3）识别输入文本中的实体。

2.1.4 研究的方法及措施

（1）药品安全舆情信息的采集，可采用爬虫技术，也可利用人工手动爬取，收集后消除冗余数据，整理为数据集。

（2）利用BMEO标注法对数据进行标注。

（3）通过CRF模型对标记序列进行训练、建模。

本节探讨了药品安全舆情和命名实体识别的研究现状，从而确定了药品安全舆情的命名实体识别的研究内容、基本过程及拟解决问题，并且介绍了研究的基本方法。

2.2 基于机器学习方法的命名实体识别

2.2.1 命名实体识别相关概述

1.命名实体识别的概念

命名实体识别最初是在MUC-6上作为信息抽取的子任务被提出，它以快速识别的方式迅速成为当下的研究热点。命名实体就是一段文字中抽象或具体的实体，命名实体识别就是将这些抽象、具体的实体识别出来，如在本章数据语料中，用药品名、组织/机构名或疫苗名等作为定向实体。

而基于药品安全舆情的命名实体识别是从大量的药品安全事件中自动识别出特定类型的专有词汇，如某制药机构名称、药品名称、疫苗名称等。本章药品安全舆情的命名实体识别采用机器学习的算法进行实现：利用训练文本套取特征向量，通过机器学习的算法建立预测模型，然后将训练好的模型应用于测试机，生成预测序列，并根据验证集的结果选择性能最好的模型。其训练学习的框架如图2-17所示。

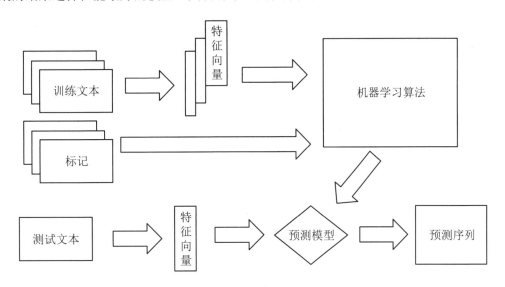

图 2-17　训练学习框架图

2.隐马尔可夫模型（HMM）介绍

隐马尔可夫模型的本质是一个概率模型，其目的是生成一个可观测的随机序列。首先，通过隐藏的马尔科夫链生成状态随机序列，再将每个状态生成一个可观测的随机序列。该模型是由三种概率分布共同决定的，即初始概率、状态转移概率以及观测概率分布。

假设Q是所有隐含状态的集合，V是所有观测数据的集合，即

$$Q=q_1,\ q_2,\ q_3,\ \cdots,\ q_m;\ V=v_1,\ v_2,\ v_3,\ \cdots,\ v_m \#\tag{2-1}$$

隐含状态有n种，观测种类有m种。之前提到有观测序列和隐含序列两个序列，设序列长度为T，I表示隐含序列，O表示观测序列，即

$$I=i_1,\ i_2,\ i_3,\ \cdots,\ i_T;\ O=o_1,\ o_2,\ o_3,\ \cdots,\ o_T \#\tag{2-2}$$

其中，每个隐含序列种的元素都在Q中，每个观测序列中的元素都在V中，即

$$i_T\in Q,\ o_T\in V \#\tag{2-3}$$

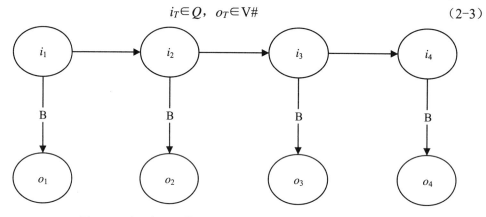

图2-18 隐马尔可夫模型结构图，i为隐状态，o为观测值

3.条件随机场模型（CRF）介绍

CRF是由HMM优化而来的一种统计模型，该模型的作用是将序列化数据进行标记和切分。设X与Y是随机变量，若随机变量Y构成一个由无向图$G=（V，E）$表示的马尔可夫随机场，即

$$P（Y_v\mid X,\ Y_w,\ w\neq v）=p（Y_v\mid X,\ Y_w,\ w\sim v）\#\tag{2-4}$$

一般假设X和Y有相同的图结构，线性链条件随机场的情况为

$$G=（V=\{1,\ 2,\ \cdots,\ n\},\ E=\{i,\ i+1\}），\ i=1,\ 2,\ \cdots,\ n-1\#\tag{2-5}$$

最大团是相邻两个结点的集合，如图2-19所示。

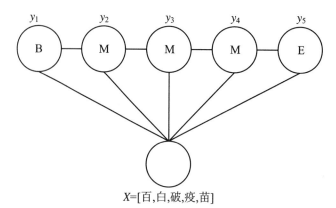

$X=[百,白,破,疫,苗]$

图2-19 CRF模型结构图，x为观察序列，y为标注序列

CRF的优势就在于它解决了HMM输出独立性假设的问题，并且它统计了全局概率，再加上CRF本身属于无向图，这使得序列标注的解码可达到最优解。其解码问题，本章采用Viterbi算法，其步骤如下：

输入：特征向量$F(y, x)$和权值向量w，观测序列$x=(x_1, x_2, \cdots, x_n)$。

输出：最优路径$y_1^* = (y_1^*, y_2^*, \cdots, y_n^*)$。

（1）初始化

$$\delta_1(j) = w \cdot F_1(y_0 = start, y_1 = j, x), j = 1, 2, \cdots, m \# \quad (2\text{-}6)$$

（2）递推，对$i=2, 3, \cdots, n$

$$\delta_1(l) = \max_{l \leqslant j \leqslant m} \{\delta_{i-1}(j) + w \cdot F_i(y_{i-1} = j, y_1 = l, x)\}, l = 1, 2, \cdots, m \quad (2\text{-}7)$$

$$\Psi_i(l) = arg \max_{l \leqslant j \leqslant m} \{\delta_{i-1}(j) + w \cdot F_i(y_{i-1} = j, y_i = l, x)\}, l = 1, 2, \cdots, m \# \quad (2\text{-}8)$$

（3）终止

$$\max(w \cdot F(y, x)) = \max_{l \leqslant j \leqslant m} \delta_n(j) \# \quad (2\text{-}9)$$

$$y_n^* = arg \max_{l \leqslant j \leqslant m} \delta_n(j) \# \quad (2\text{-}10)$$

（4）返回路径

$$y_i^* = \Psi_{i+1}(y_{i+1}^*), i = n-1, n-2, \cdots, 1 \# \quad (2\text{-}11)$$

求得最优路径：

$$y^* = (y_1^*, y_2^*, \cdots, y_n^*) \# \quad (2\text{-}12)$$

2.2.2　基于CRF模型的命名实体识别

1.文本规范化

实验中的数据主要由两部分组成：一部分是利用Python爬虫技术爬取获取，另一部分是手动收集相关语料。爬虫获得的数据非常杂乱，必须进行数据清洗才能利用，首先过滤无用词性、特殊符号、缩写词、时间等，再校正错别字，使数据更清晰、语义通顺，还有一些连接性命名实体的拆分，如"鱼腥草注射液和百白破疫苗"初次切分得到[鱼腥草/注射液/和/百白破/疫苗]等。而手动收集的语料数据，就爬取数据而言规范很多，其数据来源是中国知网、万方数据等官方权威网站，因此形成的语料库平衡性好、通用性强。

2.BMEO 分类标记法

本章所用数据集利用BMEO标注法进行标注，其思想是将每个元素标注为"B""M""E"或者"O"。其中，"B"表示该元素是在某一片段中的开头，"M"表示此片段的中间部分，"E"表示此片段的结尾部分，"O"表示其他部分或不属于实体内容。

比如，本章定向语料中"百白破疫苗"这一实体，采用BMEO标记法可标记为：

（1）B：表示"百"；

（2）M：表示"白"；

（3）E：表示"苗"；

（4）O：则不是名词短语，表示"百白破疫苗"之外的元素。

若将识别问题转化为序列标注问题，可采用S/E的组块表达方法来标记药品安全舆情方面的组织机构名、药品名和疫苗名，即$Y_i \in \{B, M, E, O\}$，也就是对数据集中的每个元素进行B、M、E、O标注的过程，这样每一个组块（B组块为单字实体名称或BME组块为多字实体名称）可以看作一个被识别的实体。

3.建立训练集和测试集

（1）去掉语料中的无意义部分，并记录实体标记位置。

（2）建立特征集。对训练语料的每个单字选取特征，每个token由三部分组成，如单个实体、实体词性、是否属于自定义实体列表，而由多个token组成的序列可构成一个句子。

（3）加入实体标注，对数据集进行训练，最后生成训练集和测试集。

表2-5为生成语料序列的一个示例。

表2-5　生成语料序列示例

单字	词性	是否属于自定义实体类	标记
水	n-B	Y	B
痘	n-M	Y	B-M
疫	n-M	Y	B-M
苗	n-E	Y	B-E

4.特征模板

特征模板是用来挖掘实体内部及上下文信息的，一般都是人为设定的一些二值特征函数，而这些特征函数也是由定义一些相关规则来实现的，且特征函数与特征模板是一一对应的关系。其基本格式一般为%x[row，col]，其中row表示相对行数，col表示相对列数。CRF++有两种模板类型，分别是Unigram template和Bigram template。采用Unigram template模板时，CRF++会自动为其生成一个特征函数集合（func1，func2，…，funcN），即$f_j（Y_{i-1}，y_i，x，i）$。采用Bigram template时，CRF++会自动产生当前输出与前一个输出词的组合，根据此组合来构建特征函数。

2.3　实验设计与结果分析

2.3.1　实验环境

下载安装系统对应的Python版本和anaconda，安装完成后，在系统环境变量中分别配置Python和anaconda的环境变量，再通过cmd检验。前端开发工具选择pycharm，它是一款功能强大的Python编辑器，具有跨平台性、系统兼容性等特点。

2.3.2　实验数据

1.数据集

本章采用Python爬虫技术，以人为从各大官方网站获取的大量问题疫苗、药物滥用医药事件作为分析数据源，清除一些无用数据，对数据进行去噪等操作，将处理好的数据整理为数据集。如图2-20～图2-22所示是药品安全舆情的部分数据。

1.txt - 记事本

文件(F)　编辑(E)　格式(O)　查看(V)　帮助(H)

2019年1月7日，江苏省淮安市金湖县黎城卫生院发生了一起口服过期疫苗事件。截至2019年1月9日下午4时，金湖县
2010年03月17日，有媒体报道称山西近百名儿童注射疫苗后或死或残，引起了政府部门和社会的广泛关注。这一事件
2018年8月1日，按照国务院要求，国家药监局会同国家卫生健康委等部门组成核查组赴湖北，对2017年发现的武汉生
2009年12月底，来宾市兴宾区正龙乡果塘村一名5岁男童被狗咬伤，到该乡卫生院打狂犬疫苗，21天后病发致死。经
2018年7月15日，国家药品监督管理局发布通告指出，长春长生生物科技有限公司冻干人用狂犬病疫苗生产存在记录造
2009年2月6日，大连疫苗违法添加事件，国家药监局通报，大连金港安迪生物制品有限公司生产的部分人用狂犬疫苗中
2013年11月，公安部破获一批特大制售假劣人用狂犬疫苗假药案，11—12月，全国出现多例疑似注射疫苗死亡婴儿病
国家药监局和卫计委联合发布通知，要求暂停使用{企业:康泰生物}的全部批次乙肝疫苗，但是相关部门调查后于2014年
2014年2月，广州女婴打深圳康泰乙肝疫苗后，次日吐血身亡，8月 辽宁依生117批人用狂犬疫苗送检，国家药监局回
2017年5月24日，广东省检察院}通报称，广东检察机关已批捕非法经营疫苗案4件19人、起诉3件15人，同时立案侦查
11月，长春长生、武汉生物共65皖智百白破疫苗被指不合格，国家药监局要求立刻停用武汉生物生产批号为20160705
2018年，2月最高检公安部挂牌督办的非法经营疫苗案一审宣判，宗仁洪多次与庞红卫等多人进行交易，先后购买并销
2018年4月底，山东非法疫苗案甘肃涉案人员刘某、王某非法经营案宣判，法院认定刘某、王某均犯非法经营罪，对刘
2005年，山东省一名男子注射长春长生狂犬疫苗后，导致双眼几乎失明，右眼无光感，右眼视力剩0.1。但是，最后长

图 2-20　企业实体部分语料

2.txt - 记事本

文件(F)　编辑(E)　格式(O)　查看(V)　帮助(H)

2020年4月24日，美国食品药品管理局（FDA）网站发布消息称FDA对羟氯喹和氯喹被不适当地用于治疗非住院的新型冠状病
2020年4月6日，欧洲药品管理局（EMA）药物警戒风险评估委员会（PRAC）}发布信息，警示噻嗪类及类似噻嗪类利尿剂和
根据欧洲药品不良反应监测数据库及文献中所获得的证据，PRAC已同意上市许可持有人应在信息发布2个月之内提交含噻嗪类
磺胺或磺胺衍生物药物可引起特异质反应，这会导致脉络膜积液合并视野缺损、短暂性近视和急性闭角型青光眼。症状包括急
2001年8月24日，湖南省株洲市药监局}接到群众举报：该市多人服用“梅花K”黄柏胶囊中毒住院。株洲市局感到事态严重，
2006年4月22日、23日，广州中山三院传染科二例重症肝炎病人先后突然出现急性肾功能衰竭症状。29日和30日，又有病人
2006年6月1日，国家食品药品监督管理局做出决定，暂停使用、暂停受理和审批:鱼腥草注射液等7个注射剂。根据国家药品
2006年8月3日，卫生部办公厅发出通知，指出青海、广西、浙江、黑龙江和山东等省区陆续出现部分患者使用上海华源股份
2006年12月29日，黑龙江省破获了生产销售假狂犬疫苗案，2007年5月，河北省涿zhuō州市食品药品监督管理局查获假冒“
2007年7月6日,国家药品不良反应监测中心陆续收到广西、上海等地部分医院的药品不良反应报告：一些白血病患儿使用{{疫
2009年1月17日和19日，新疆喀什地区莎车县两名糖尿病患者服用标示为广西平南制药厂生产的“糖脂宁胶囊”(批号081101
2009年2月12日，卫生部新闻办发出紧急通知，要求各级各类医疗机构和药品经营企业立即暂停使用、销售并封存黑龙江乌苏
2014年3月11日下午，宁波市公安局海曙分局}联合辖区食药监部门，对宁波世贸大厦“韩合”美容中心}例行检查时，发现可
2014年8月2日央视曝光了一款名为“茯苓山药片”的药物，源于辽宁一位糖尿病患者的投诉，生产企业是郑州红康生物技术
2014年8月19日，国家食药总局}接网上举报：辽宁省沈阳市的辽宁依生生物制药有限公司117批人用狂犬病疫苗批签发问题。
2014年9月1日，浙江宁海检察院}通报了一起非法生产“毒胶囊”的案件，来自新昌县儒岙镇的老板潘某雇用10名新昌老乡，

图 2-21　药品实体部分语料

3.txt - 记事本

文件(F)　编辑(E)　格式(O)　查看(V)　帮助(H)

2014年8月2日央视曝光了一款名为“茯苓山药片”的药物，源于辽宁一位糖尿病患者的投诉，生产企业是
2014年8月19日，国家食药总局接网上举报：辽宁省沈阳市的辽宁依生生物制药有限公司117批人用狂犬病
2014年9月1日，浙江宁海检察院通报了一起非法生产“毒胶囊”的案件，来自新昌县儒岙镇的老板潘某雇
2006年5月17日，卫生部发出紧急通知，要求立即停止使用齐齐哈尔第二制药有限公司和江苏省泰兴化工总
4月11日发出通知，标示为“西安太极药业有限公司”生产的“乳疾灵胶囊”未经国家食品药品监督管理局
近日，国家食药监总局在组织对四川西昌杨天制药有限公司（以下简称“杨天制药”）飞行检查时，发现该
四川省食品药品监督管理局通报称，今年2月下旬，国家食品药品监督管理总局、四川省食品药品监督管理
2019年6月19日，福建省药品监督管理局福州药品稽查办公室收到福州市食品药品检验所关于福州屏山制药
1月20日，齐鲁制药以仿制4类申报的艾曲泊帕乙醇胺片上市申请获得CDE承办受理。米内网预测数据显示，
2006年12月29日，黑龙江省破获了生产销售假狂犬疫苗案，2007年5月，河北省涿zhuō州市食品药品监督
2007年7月6日,国家药品不良反应监测中心陆续收到广西、上海等地部分医院的药品不良反应报告：一些白
2009年1月17日和19日，新疆喀什地区莎车县两名糖尿病患者服用标示为广西平南制药厂生产的“糖脂宁胶
2009年2月12日，卫生部新闻办发出紧急通知，要求各级各类医疗机构和药品经营企业立即暂停使用、销售

图 2-22　疫苗实体部分语料

2.数据处理

标记数据集时，采用手工标记和程序标记的方式，自定义实体类型为三大类，如表2-6所示。

表2-6　自定义实体类别

序号	实体类别	举例
1	企业名称	广西平南制药厂
2	疫苗名称	狂犬病疫苗
3	药品名称	糖脂宁胶囊

3.BMEO标记过程

例如对于句子，"西安太极药业有限公司生产的乳疾灵胶囊未经国家食品药品监督管理局批准"，按照标注体系我们将其分为观察、标注对序列："西B安M太M极M药M业M有M限M公M司E生O产O的O乳B疾M灵M胶M囊E未O经O国B家M食M品M药M品M监M督M管M理M局E批O准O"。反映到序列标注问题上，输入序列为：

X={西安太极药业有限公司生产的乳疾灵胶囊未经国家食品药品监督管理总局批准}

对应的标注序列为：

Y={B M M M M M M M M E O O O B M M M E O O B M M M M M M M M M E O O}

通过dataset_process函数对数据集进行BMEO标记，图2-23为BMEO标记法程序代码，图2-24为程序标记输出数据结果。

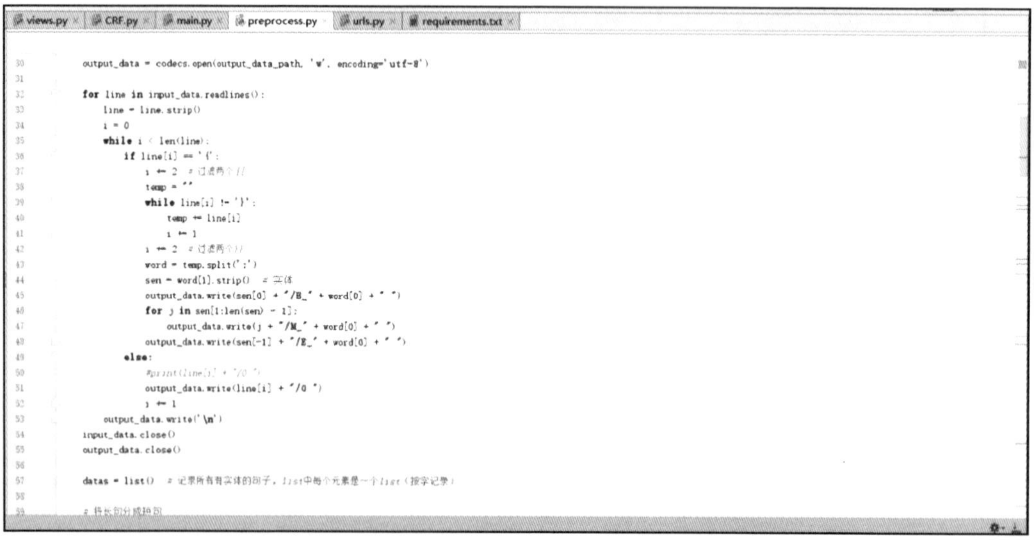

图2-23　BMEO标记法程序

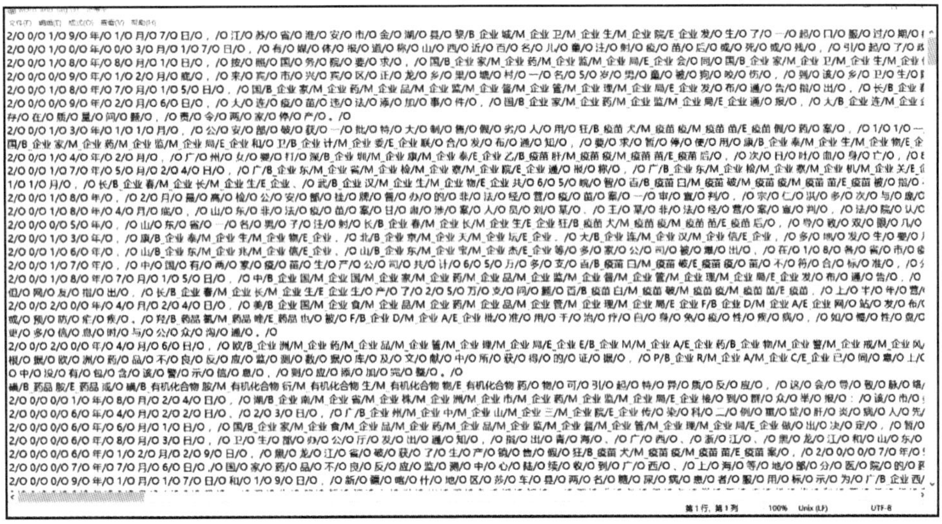

图 2-24　输出数据结果

表2-7为过渡得分矩阵，用于存储所有标签之间的得分。

表 2-7　标签得分表

	B	M	O
B	1.5	2.6	0.05
M	0.5	0.2	0.9
O	0.9	0.15	1.2

2.3.3 实验结果与分析

1.Django 框架及实验运行结果

Django 框架借鉴了经典的MVC模式，将交互的过程分为三个层次（MTV）：

Model：数据存储层。通过它来完成所有数据的处理并与数据库进行交互，将其处理的数据反馈到逻辑层。

Template：模板层（也叫表现层）。收到指令后，会调用相应模板并处理页面的显示，再反馈到逻辑层。

View：业务逻辑层。连通数据存储层和表现层，处理其业务逻辑。它在接收到模板与数据后，首先将相应的数据赋值给模板，然后组织为响应格式返回给浏览器，最后浏览器解析后呈现给用户。

以下为实验运行结果：

（1）回到主目录，启动环境，运行程序，如图2-25所示。

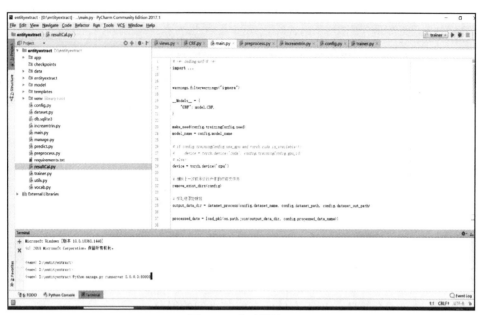

图 2-25　启动环境

（2）在浏览器中访问界面，进行实验结果验证，如图2-26所示。

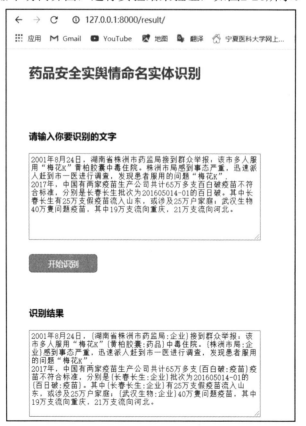

图 2-26　运行界面

由图2-25和图2-26可知，基于CRF模型算法的命名实体识别能够运行，也可以实现输入文本数据的正确识别。

2.结果评测

准确率（Accuracy）、精确率（Precision）、召回率（Recall）、F1（精确率与召回率的调和平均）是机器学习模型性能评测中的常用指标。识别测试完成后得到预测标签，但不能直接得到F1值等评测结果。不过，可以借助工具得到F1值，但标签的格式要一致，且F1值越大越好。下面是用工具得到的结果，如表2-8所示。

表 2-8　实体精确率、召回率、F1 值评测表

实体类	Precision（%）	Recall（%）	F1（%）
机构名称	84.21	82.49	83.34
药品名称	87.48	86.53	87.01
疫苗名称	82.16	80.09	81.12

2.4　本章小结

现如今，互联网飞速发展时期，信息传播的速度不容小觑，药品安全事件产生的网络舆情信息数据不断增加，实体识别技术能迅速地帮助我们快速地提取所需信息，掌握这些信息数据的规律和特点，有利于提高识别的准确率及效率。本章通过研究药品安全舆情的背景和发展现状，通过CiteSpace掌握当下药品安全舆情事件的发展趋势，通过定向语料，确定实体识别模型为CRF（条件随机场）模型，再利用准备好的数据集训练模型，从而提高识别的准确率。

本章主要工作内容总结为以下几点：

（1）查阅文献资料，了解课题背景、意义，分析当下药品安全舆情方向的命名实体识别的趋势，通过CiteSpace解析有效文献，对药品安全舆情事件和命名实体识别的研究者、研究机构、关键词等不同方面进行详细分析，确定研究价值，理清实现药品安全舆情方面命名实体识别的过程。

（2）确定了药品安全舆情信息的采集方式。本章算法采用Python爬虫技术对新华网、求是网、中国食品药品网等权威官网中定向语料数据进行获取，作为命名实体识别的基础数据。该语料数据主要包括问题疫苗事件和药物滥用。

（3）确定了基于药品安全舆情的命名实体识别的模型。通过查阅相关文献，机器学习算法模型主要有HMM（隐马尔可夫模型）、CRF（条件随机场模型）、MEMM（最大熵隐马尔可夫模型）等。本章采用CRF模型，通过BMEO标记数据，建立并训练数据集，选取特征模板，对数据进行实现，并计算准确值、F1值等，对训练结果进行验证。

（4）通过实验实现基于药品安全舆情的命名实体识别。通过CRF模型算法，对获取的药品安全舆情数据中标记的特定实体进行识别并有效验证。

网络舆情在推动药品安全事件中起着至关重要的作用，且舆情信息形成速度和传播速度快，影响范围大，利用传统的手段减少虚假信息的肆意传播，效率是非常低的，也

不利于信息的检索，可能还会误导群众容易摄取、吸收一些虚假信息，而命名实体识别能帮助我们迅速定位，寻找特定信息，大幅度提升检索效率，节省人力、时间等。因此，研究药品安全舆情的命名实体识别具有重要意义。

本章参考文献

[1] 袁小量，李冰倩.食品药品安全事件网络舆情预警策略研究[J].中国市场，2017（34）：87-88.

[2] 潘琪，王广平.我国药品安全网络舆情现状及应对措施[J].医药导报，2015，34（4）：562-565.

[3] 杨雪敏. 基于机器学习的生物医学命名实体识别的研究[D]. 南京：南京邮电大学，2019.

[4] 蓝雁玲. 基于多模板HMM的中文命名实体识别[D].广州：华南理工大学，2011.

[5] 张小明，贾寒智.建立健全网络舆情快速反应机制[J].中国应急管理，2010（7）：21-24.

[6] 喻国明.构建社会舆情总体判断的大数据方法——以百度海量搜索数据的处理为例[J].新闻与写作，2013（7）：67-69.

[7] 宫辉，徐渝. 高校BBS社群结构与信息传播的影响因素[J].西安交通大学学报，2007，21（1）：93-96.

[8] 张杰，张文胜.食品安全智库参与食品安全网络舆情治理研究[J].食品研究与开发，2015（15）：143-146.

[9] 王熙，吕佳高.利用机器学习对生物医药文献命名实体识别和关系抽取研究[J].机器人技术与应用，2020（2）：42-48.

[10] 廖先桃. 中文命名实体识别方法研究[D].哈尔滨：哈尔滨工业大学，2006.

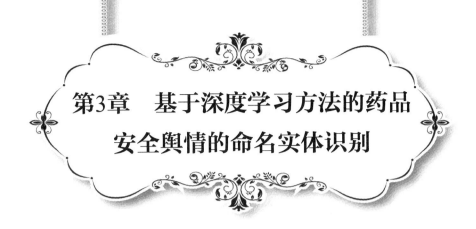

第3章　基于深度学习方法的药品安全舆情的命名实体识别

　　药品安全舆情的核心实体是捕获舆情情感的关键，同样也是相关舆情管理部门对药品安全舆情监测的重要步骤。然而，采用传统的命名实体识别对药品安全舆情文本进行实体识别不仅需要人工进行大量的特征选择，同时也需要大量专业领域外的知识，这一问题是传统命名实体识别无法解决的难题。本章在基于深度学习方法的药品安全舆情的命名实体识别中采用了结合卷积神经网络、双向长短期记忆神经网络和条件随机场的集成模型来对药品安全舆情领域的文本进行实体识别。卷积神经网络提取词基于字符的特征将其编码到双向长短期记忆神经网络中，进行文本的上下文特征信息提取，最后，条件随机场能够学习标签之间的约束关系以输出最优表标签序列。同时，为了能更直观地展示识别的效果，本章采用基于Python的Django框架将测试流程封装成Web的形式，通过对不同药品安全舆情文本中定义过滤输出的五类实体进行实体识别测试，结果证明该模型能够很好地进行文本中的实体识别，验证了该集成模型的有效性。

3.1 绪论

3.1.1 研究背景与意义

1.研究背景

药品安全舆情是指以网络为载体，以药品安全事件为核心，通过媒体的报道已经引起了社会关注的药品安全的相关信息。互联网的兴起和不断发展极大地助力了药品安全舆情传播的速度和传播范围。随着舆情大范围的传播，对相关产业的发展以及消费市场可能造成严重的影响。网络舆情在推动药品安全事件发展的过程中发挥了越来越重要的作用[1]。然而，在这种复杂的背景下，相关舆情管理部门以及企业对舆情所采取的简单封锁甚至掩盖已经不适应当下社会。药品安全问题关系民生，舆情监管部门对舆情的响应受到公众的高度关注，对于药品安全舆情要积极响应、妥善处理才能维护社会的稳定。随着大数据时代的到来，通过对海量药品安全舆情数据的专业分析来获取有效信息，对舆情进行监测与预警才是舆情管理的重要措施。

近些年神经网络得到快速发展，深度学习也逐渐被应用到自然语言处理中，并取得了显著的成效。命名实体识别是数据处理的关键，同时它也是自然语言处理的一个重要的子任务。传统的命名实体识别方法依赖大量人工选择的特征和专业领域的外部知识[2]，但CNN-BiLSTM-CRF深度学习模型可以很好地避开传统命名实体识别的缺陷。该模型首先通过卷积神经网络对文本单词字符层面的信息进行编码，转换成字符向量，再将字符向量与词向量进行结合，共同输入双向长短期记忆神经网络中，在双向长短期记忆神经网络层会对每个单词的上下文信息进行建模。最后，将双向长短期记忆神经网络的输出信息输入条件随机场，通过连续的条件随机场对整个句子进行标签解码，并对句子中的实体进行标记。该模型是一种真正意义上的端到端的模型，不再需要词向量之外的数据处理[3]。CNN-BiLSTM-CRF也是基于深度学习方法进行命名实体识别的主流手段。随着互联网的发展与网络传媒平台的兴起，药品安全舆情的传播严重影响着公众的价值导向[4]。预处理能够将海量不规则的药品安全文本数据以词为最小语义单位进行结构化，更好地为药品安全舆情的研判提供依据，并对药品安全舆情进行更高效的检索。药品安全舆情文章核心实体识别是情感分析、舆情监测的重要基础步骤，在海量的药品安全舆情信息中找到文章关注的主题信息，从而对药品安全舆情有正确的把控是药品安全舆情管理的重要举措，由此可见，基于深度学习方法的药品安全舆情的命名实体识别的研究具有重要意义。

2.研究意义

为了快速地从海量药品安全舆情信息中获取重要内容，就需要利用信息抽取技术。信息抽取可以将非结构化的文本转化为便于存储和理解的结构化文本。药品安全舆情的命名实体识别是药品安全舆情信息抽取技术中重要的基础任务。命名实体识别可以实现实体抽取，自动获取药品安全舆情信息的部分信息，这些可靠的数据是情感分析、舆情监测的重要基础。

3.1.2 国内外研究现状和发展趋势

1.研究资料与方法

（1）数据来源

本章选取中国知网（CNKI）文献作为药品安全舆情和基于深度学习方法的命名实体识别研究现状和发展趋势的数据源，通过其"高级检索"功能，分别设置检索条件为：主题=药品安全舆情，主题=深度学习，主题=命名实体识别，检索年限从2012年至2021年，检索日期为2021年1月21日，得到原始文献分别为52篇和545篇。为排除不相关文献的干扰，人工剔除报纸等非研究型文献、无作者文献及明显与主题不相符的文献，最后纳入有效文献的分别为47篇和178篇。其中，药品安全舆情以及深度学习方法的命名实体识别相关文献包括核心期刊论文33篇和79篇，硕士论文9篇和95篇，博士论文1篇和4篇。

（2）研究方法与工具

文献导出格式为Refworks，利用CiteSpace5.7.R2软件对数据进行转化及去重处理，对相似关键词进行合并，如食品药品安全、食药安全；删除无意义关键词，如方舟子；对机构进行合并。经CiteSpace5.7.R2软件数据转换，设置时间跨度为2012—2021年，时间分区为1年。其他参数根据节点类型不同进行了重新设置，通过CiteSpace5.7.R2对作者合作网络、机构合作网络、关键词共现、关键词聚类、关键词突现以及关键词聚类时间轴进行可视化分析。

（3）研究过程

本章在药品安全舆情和基于深度学习方法的命名实体识别的研究现状和发展趋势的研究中，将通过中国知网获得的最终数据源以Refworks格式下载，并转化成CNKI格式导入CiteSpace5.7.R2，设置时间切片为1年，节点分别设置为关键词、作者、机构，依次进行可视化图谱分析。

参数设置：设置软件的时间为2012－2021年，时间切片为1年，节点分别设置为关键词、作者、机构，作者与机构TopN阈值设为50，不进行修剪，关键词TopN阈值设为50，修剪方式为Pathfinder。

2.研究概况

（1）年度发文量分析

对药品安全舆情以及基于深度学习方法的命名实体识别可以通过对其年度发文量的分析来了解。药品安全舆情与基于深度学习方法的命名实体识别文献量年份分布分别如图3-1和图3-2所示。

由图3-1可知，2012—2014年，药品安全舆情文献呈缓慢增长趋势，平均3篇/年；2015—2016年，文献发表量增长迅速，平均8篇/年，并于2016年达到峰值10篇，说明在此期间，药品安全舆情问题迅速引起了研究者的关注；自2017—2021年，文献发表量相对平稳，维持在5篇/年，可知此研究领域仍受学者们青睐。

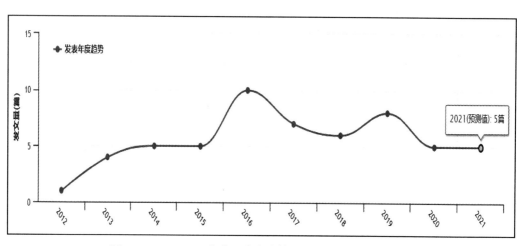

图3-1　2012－2021年药品安全舆情CNKI文献量年份分布图

由图3-2可知，2014—2017年基于深度学习方法的命名实体识别研究呈缓慢增长趋势，从2018年开始，基于深度学习方法的命名实体识别研究快速增长，预测2021年基于深度学习方法的命名实体识别研究成果依然会不断增加。

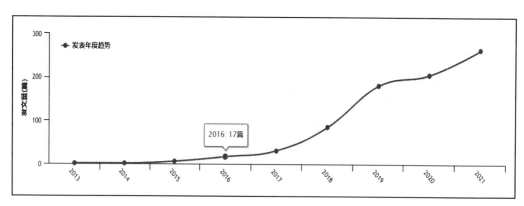

图3-2　2012－2021年基于深度学习方法的命名实体识别CNKI文献量年份分布图

（2）作者分析

在CiteSpace节点类型中选择"Author"，其他使用默认参数（样本量分别为47篇和178篇）。依据文献计量学中普赖斯公式，核心作者发文量 $M = 0.749\sqrt{N_{max}}$，N_{max} 表示发文最多作者的文献数。药品安全舆情研究作者合作图谱如图3-3所示。

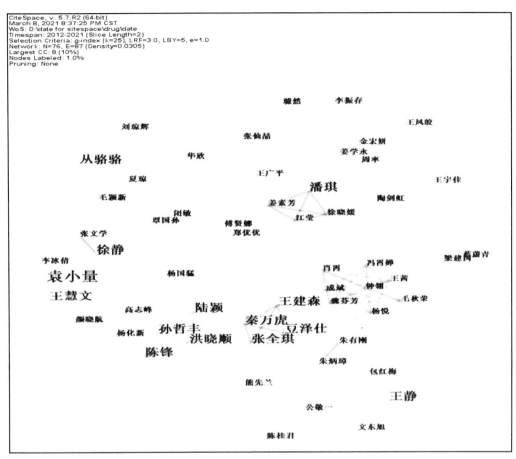

图3-3　2012－2021年药品安全舆情CNKI文献作者合作图谱

　　药品安全舆情研究核心发文作者如表3-1所示，经计算，药品安全舆情研究中发文量达2篇及2篇以上可视为核心作者，统计得到药品安全舆情研究核心作者为7位，共发表论文23篇，小于论文总数的50%，可以认为目前我国药品安全舆情的研究还未形成相对稳定的作者群。

表3-1　2012－2021年"药品安全舆情"核心作者

序号	作者	单位	第一作者发文量
1	袁小量	沈阳药科大学工商管理学院	6
2	陆颖	国家食品药品监督管理总局食品中心	4
3	张全琪	兰州市食品药品监督管理局	4
4	洪晓顺	国家食品药品监督管理总局食品中心	3
5	潘琪	中国药科大学国际医药商学院	2
6	王静	南京邮电大学	2
7	丛骆骆	北京市食品药品监督管理局	2

　　基于深度学习方法的命名实体识别研究作者合作图谱如图3-4所示，图中显示的主要作者合作群有王晓曦、程名、吴志祥、操新文、赵鹏飞等团队。

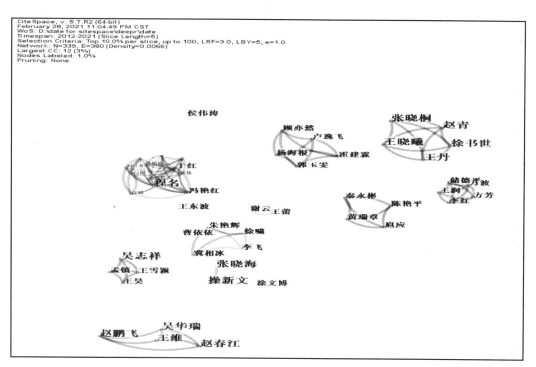

图3-4　2012—2021年基于深度学习方法的命名实体识别CNKI文献作者合作图谱

　　经计算，基于深度学习方法的命名实体识别研究发文量达3篇及3篇以上可视为核心作者。基于深度学习方法的命名实体识别研究核心发文作者如表3-2所示。由表3-2可知，基于深度学习方法的命名实体识别核心作者为13位，共发表论文53篇，小于论文总数的50%，同样可以认为目前我国基于深度学习的命名实体研究还未形成相对稳定的作者群。

表3-2　2012－2021年"基于深度学习方法的命名实体识别"核心作者

序号	作者	单位	第一作者发文量
1	王丹	北京工业大学信息部	11
2	王晓曦	国家电网管理学院	7
3	张晓桐	纽约州立大学宾哈姆顿大学	4
4	赵青	北京工业大学信息部	4
5	赵鹏飞	山西农业大学工学院	3
6	王维	国家农业信息化工程技术研究中心	3
7	操新文	国防大学联合作战学院	3
8	吴志祥	南京工业大学信息管理学院	3
9	赵春江	山西农业大学工学院	3
10	吴华瑞	北京农业信息技术研究中心	3
11	程名	大连海洋大学	3
12	徐书世	北京工业大学信息部	3
13	张晓海	国防大学联合作战学院	3

（3）研究机构分析

在CiteSpace节点类型中选择"Institution"，TopN设定为10，TopN%设定为50，（c，cc，ccv）设定为（1，1，20），其他使用默认参数（样本量分别为47篇和178篇）。依据文献计量学中普赖斯公式，核心研究团队发文量 $M = 0.749\sqrt{N_{max}}$，N_{max} 表示发文最多的研究机构的文献数。

通过CiteSpace软件生成基于深度学习方法的命名实体识别研究机构合作的知识图谱，如图3-5所示。图中的节点代表研究机构，点圆圈大小代表发文量的多少，图中的连线代表研究机构之间的合作。

由图3-5可知，图谱节点数为22，连线数为12，密度为0.0519。机构合作主要集中在国家农业信息化工程技术研究中心和江苏省数据工程与知识服务重点实验室，其中频次最高的是江苏省数据工程与知识服务重点实验室与北京农业信息技术研究中心，说明这两个机构与其他机构合作较多。但从基于深度学习方法的命名实体识别的整体机构合作图谱看，机构之间合作较少，研究机构合作团体最多为三个机构之间的合作。

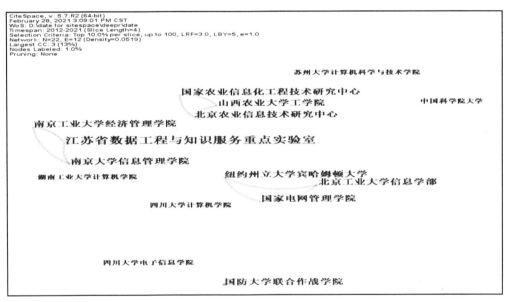

图3-5　2012—2021年基于深度学方法的命名实体识别CNKI文献机构合作图谱

3.研究热点

（1）关键词共现分析

本章在基于深度学习方法的命名实体识别的研究热点的分析上，通过CiteSpace对样本文献的高频关键词（频次≥10次）的知识图谱进行显示，如图3-6所示。对样本数据的高频关键词及中心性统计如表3-3所示。

由图3-6可知，药品安全舆情研究中出现频次较高的关键词分别为命名实体识别、自然语言处理、深度学习、卷积神经网络、条件随机场，由此可以得出，命名实体识别是自然语言处理的重要研究方向，并且基于深度学习方法的命名实体识别也是近年来的研究热点。卷积神经网络以及条件随机场也是应用于基于深度学习方法的命名实体识别的主流模型。

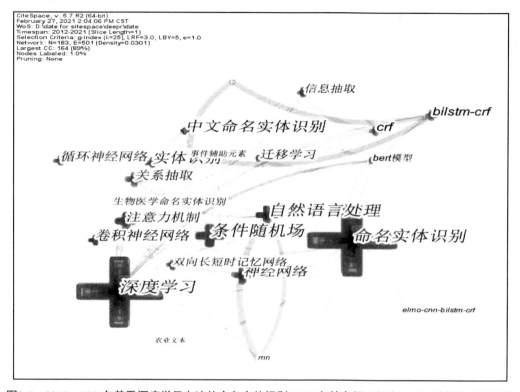

图3-6　2012－2021年基于深度学习方法的命名实体识别CNKI文献高频（频次≥10）关键词共现图谱

表3-3　高频关键词及中心性统计

序号	关键词	频次（次）	中心性	序号	关键词	频次（次）	中心性
1	命名实体识别	151	0.29	12	循环神经网络	13	0.07
2	深度学习	145	0.34	13	卷积神经网络	12	0.13
3	条件随机场	34	0.22	14	关系抽取	12	0.06
4	自然语言处理	28	0.22	15	bert模型	12	0.01
5	注意力机制	25	0.11	16	生物医学命名实体识别	12	0.02
6	神经网络	23	0.10	17	农业文本	11	0.00
7	crf	17	0.06	18	中文命名实体识别	10	0.21
8	实体识别	17	0.19	19	双向长短时记忆网络	10	0.02
9	Bilistm-crf	16	0.09	20	rnn	10	0.00
10	信息抽取	16	0.02	21	事件辅助元素	10	0.01
11	迁移学习	13	0.05	22	elmo-cnn-bilstm-crf	10	0.06

（2）关键词共现聚类

关键词聚类及时间轴可反映该领域的历史发展规律及未来研究方向。对药品安全舆情数据源进行关键词聚类，聚类图谱如图3-7所示。

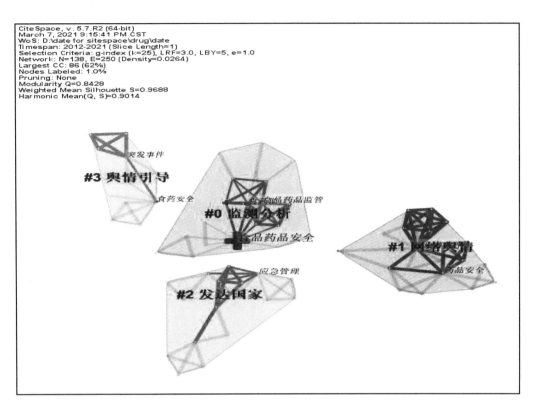

图3-7　关键词聚类图谱

CiteSpace情况下图谱中会显示模块值（Modularity，Q值）和平均轮廓值（MeanSilhouette，S值）。一般，当Q值>0.3时，表示聚类结构显著；当S值>0.5时，表示聚类是合理的。从图3-7中可以看到，药品安全舆情聚类模块值Q值=0.8428，平均轮廓值S值=0.9688，即Q值0.8428>0.3且S值0.968>0.5，由此我们认为药品安全舆情聚类是合理且令人信服的。高频关键词中的舆情引导、舆情监测、网络舆情在聚类时聚类为不同的大类，由此可以看出对药品安全舆情的网络舆情监测分析和舆情引导的研究也是未来研究的热点。命名实体识别是数据预处理的关键，推测命名实体识别也会是未来研究的热点。药品安全舆情关键词聚类表如表3-4所示。

表3-4　2012－2021年药品安全舆情CNKI文献关键词聚类表

序号	规模	轮廓值	主要内容	标签	时间
#0	21	1	监测分析	深度解读；处置建议；网络舆情；监测能力；社交媒体；药品安全；药品管理	2016
#1	21	0.977	网络舆情	监测分析；食品安全管理；应急体系；健全完善；药监部门	2015
#2	17	0.963	发达国家	应急体系；应对措施；食药安全；处置工作；舆情演化	2017
#3	11	0.864	舆情引导	舆情引导；食品安全管理；食药监；监测分析；处置建议	2017

基于深度学习方法的命名实体识别聚类图谱如图3-8所示，图谱显示其模块值Q值0.4871>0.3且平均轮廓值S值0.8093>0.5，由此表明该聚类同样是合理且令人信服的。命

名实体识别与自然语言处理依旧是未来研究的热点。

CiteSpace, v. 5.7.R2 (64-bit)
February 27, 2021 2:04:06 PM CST
WoS: D:\date for sitespace\deepr\date
Timespan: 2012-2021 (Slice Length=1)
Selection Criteria: g-index (k=25), LRF=3.0, LBY=5, e=1.0
Network: N=183, E=501 (Density=0.0301)
Largest CC: 164 (89%)
Nodes Labeled: 1.0%
Pruning: None
Modularity Q=0.4871
Weighted Mean Silhouette S=0.8093
Harmonic Mean(Q, S)=0.6082

#1 中文命名实体识别
#3 词向量   #2 自然语言处理
#5 中文电子病历
#6 双向长短记忆模型
#4 bigru
#0 注意力机制

图3-8   关键词聚类图谱

4.研究前沿

在关键词共现网络的基础上，进一步对药品安全舆情和基于深度学习方法的命名实体识别进行了关键词突现词检测，得到了近年来我国药品安全舆情研究领域的10个最强突现词，药品安全舆情关键词突现图谱如图3-9所示。

Top 10 Keywords with the Strongest Citation Bursts

Keywords	Year	Strength	Begin	End	2012 - 2021
应急体系	2012	0.99	**2014**	2015	
食品药品监管	2012	1.7	**2015**	2017	
食品药品安全	2012	1.57	**2015**	2017	
食药监	2012	1.93	**2016**	2017	
食品安全	2012	0.81	**2018**	2019	
应急处置	2012	0.81	**2018**	2019	
食品药品突发事件	2012	0.95	**2019**	2021	
冲突解决矩阵	2012	0.95	**2019**	2021	
triz理论	2012	0.95	**2019**	2021	
药品安全舆情引导	2012	0.95	**2019**	2021	

图3-9   2012—2021年药品安全舆情CNKI文献关键词突现图谱

由图3-9可以清晰地看到，在2012—2021年，10个最强突现词最早出现的年份都为2012年。在2014—2016年，最先突现的关键词是应急体系，其次主要是食品药品监管和食品药品安全。可见在此期间的文献更侧重于对药品安全舆情的监测及处置。2017—2021年发生突现的主要是食药药品突发事件以及药品安全舆情引导，由此可知，随着社会的发展，药品安全舆情不再停留在监管层面，更多的研究者们研究了对于此类事件的处理方法。

由图3-10可以清晰地看到基于深度学习方法的命名实体识别关键词突现图谱中11个最强突现词在2012—2021年期间最早出现在2012年，模型也是一直以来的研究热点，但卷积神经网络、循环神经网络、bilstm等都是2017年之后才出现的。由此可知神经网络的发展是近几年研究的热点，基于深度学习方法的命名实体识别的研究模型也更倾向于bilstm以及crf。

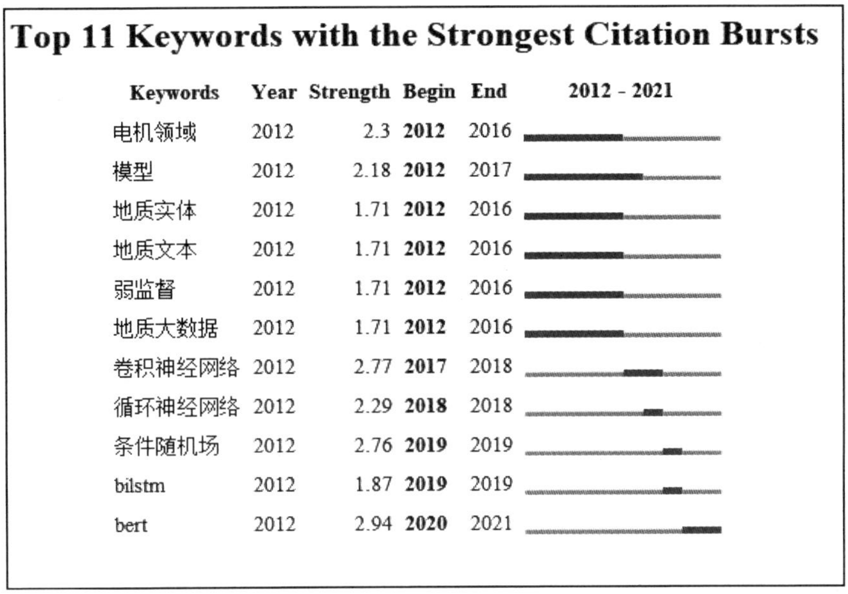

图3-10　2012—2021基于深度学习方法的命名实体识别CNKI文献关键词突现图谱

5.研究热点迁移

关键词时间线图谱不仅能够清晰地展现出每一个聚类中所包含的具体关键词，而且能够清晰地看到每一聚类的开始时间和结束时间，因此可以通过关键词时间线图谱总结出药品安全舆情研究的演化路径。药品安全舆情研究关键词聚类时间线图谱如图3-11所示。

由图3-11可知，#1网络舆情、#3舆情引导这两个聚类基本维持在整个时间段内。#0监测分析、#2发达国家则有明显的时间段。前期主要是药品安全事件及突发事件，从公民参与新媒体开始，伴随着药品安全网络舆情的开始。针对药品安全网络舆情的发展，对其处置的研究以及对舆情处置建议的研究也开始不断扩展。中期主要集中在对此问题的处置建议和应急管理等方面，药品安全舆情的应急管理也是随着其传播规律演变而不断深入。而后期则更注重于解决该事件的模型方式方法等，控制模型、舆情引导以及舆情演化等关键词出现的时间最晚，可能成为未来研究的潜在热点。从整个药品安全舆情的时间线图谱也可以看到，网络舆情和舆情引导持续时间最长，在药品安全舆情的研究过程中很可能是未来一直研究的方向，各个解决此问题模型的应用也会随着药品安全舆情的不断发展而有所变化。

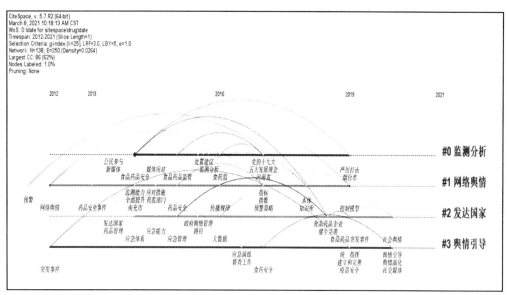

图3-11   2012－2021年药品安全舆情CNKI文献关键词聚类时间线图谱

6.文献讨论

本章以中国期刊全文数据库（CNKI）为数据源，对纳入的有效文献进行综合分析，得到以下结论：

药品安全舆情是关系民生的问题。近年来，政府有关部门对药品安全舆情的管理机制也不断在完善，针对舆情的监测也提出了不同的措施，对药品安全舆情的相关研究人员也提出了不同的舆情引导管理以及舆情监测策略。徐静[5]借鉴发明问题解决理论中的思路和方法来进行药品安全舆情管理的分析，发现该理论能较好地解决药品安全舆情引导中的问题。陈锋等[6]提出综合采用基于总体架构（EA）和信息资源规划（IRP）的顶层设计方法、文献分析法、综合调查法，分析梳理出食品药品安全应急管理核心业务和信息资源。很多对药品安全舆情的研究者设计出了相对完善的舆情监测系统，舆情监测系统集监测、预警、分析、报告于一体，并能够很好地进行药品安全舆情文本的情感分析，极大地解决了海量药品安全数据无法预处理的问题。覃国孙[7]采用B/S架构，设计了一个基于Web门户的药品舆情监测系统，该门户的设计对监测舆情的动态起到了强有力的支撑作用，同时也对舆情监管部门起到了有效的数据支撑作用。系统的创建一定是基于系统需求的，药品安全网络舆情监测系统的设计与其特点紧密相连。随着研究人员的不断研究，网络舆情监测系统的设计需求展现出了好的态势，吴文慧等[8]根据需求和网络舆情监测的特点，提出了药品安全网络舆情监测系统的软件设计框架，实现了舆情信息的智能化分析。韦月琼等[9]提出基于因素图分析技术快速搜索食品药品舆情信息，能够对药品安全舆情信息进行准确定位、翻译、审核和保存。

无论是药品安全舆情信息的准确定位，还是舆情监测系统的构建，都需要对舆情信息首先进行预处理，命名实体识别就是重要的数据预处理手段。随着不同模型的提出，命名实体识别的方法也越来越多，但传统的命名实体识别所显现出来的缺陷也无法解决。近年来，随着深度学习的出现，基于深度学习方法的命名实体识别成为当下的研究热点。为了加强模型对命名实体的识别效果，毛明毅等[10]使用预训练模型BERT作为模型的嵌入层，搭建了BERT-BiLSTM-CRF模型。赵鹏飞等[11]提出采用连续词袋模型对输入字向量进行预训练，丰富了字向量的特征信息，缓解了分词准确度对性能的影响。结合深度学习模型和机器学习模型的集成模型也不断被应用到命名实体识别任务中。针对经典BiLSTM-CRF命名实体识别模型不能充分学习文本上下文语义信息的问题，王雪梅等[12]提出一种基于BERT-BiGRU-Attention-CRF的中文命名实体识别模型。翼相冰[13]提出一种基于Attention-BiLSTM深度神经网络的命名实体识别模型，该模型很好地解决了传统识别方法存在长距离依赖等问题。张俊瑶[14]在研究中为提高模型的准确率和灵活性，提出Bi-GRU-Attention模型，使单项的LSTM单元结构变双向LSTM结构，对文本序列的上下文信息提取有重要的帮助。程名等[15]提出双向的LSTM网络结构，构建一个BiLSTM-CRF的算法模型，从而有助于对文本序列的上下文信息的提取，还提出要引入注意力机制。曹子莹[16]提出BiLSTM+CRF（BiLSTM+Attention+CRF）命名实体识别模型。

3.1.3　研究的基本内容和拟解决的主要问题

1.研究的基本内容

（1）通过卷积神经网络（Convolutional Neural Network，CNN）提取药品安全舆情语料中词的字符级别的表示。

（2）通过双向长短期记忆神经网络（Bi-directional Long and Short Term Memory，BiLSTM）捕获药品安全舆情句子的上下文信息。BiLSTM可以有效地利用数据过去和未来的信息，因此本章选取了双向的LSTM捕获药品安全舆情句子的上下文信息。

（3）通过CRF捕获标签之间的依赖关系，也就是优化BiLSTM层输出的标签序列。

2.拟解决的主要问题

（1）CNN对文本单词字符层面的信息进行编码，转换成字符向量。

（2）BiLSTM捕获药品安全舆情句子的上下文信息。

（3）使用条件随机场CRF来联合解码。

3.1.4　研究方法及措施

（1）使用卷积神经网络捕获单词的形态学信息。药品安全舆情句子语料中的词经过词嵌入输入卷积神经网络层，在卷积神经网络层经过卷积和最大池化，建模单词内部的固有信息，得到药品安全舆情语料中词的字符表示。

（2）使用双向长短期记忆神经网络来捕获药品安全舆情句子语料的上下文信息，把单词的字符表示和词表示拼接起来，得到单词的最终表示。

（3）使用条件随机场CRF来联合解码，优化双向长短期记忆神经网络层输出的标签序列，得到最优的标签序列。

3.2 CNN-BiLSTM-CRF模型

3.2.1 问题描述

命名实体识别[17]也称专名识别，旨在识别出文本中表示命名实体的成分，是篇章理解、信息检索的基础。每个特定的领域都有其独特意义的实体，实体的识别对不同领域文本的分析具有重要意义。命名实体识别一般被当作序列标注问题，可以使用端到端的网络来解决。本章将药品安全舆情的命名实体识别也归结为序列标注问题，并在模型的基础上重新定义了机构和药品两类实体，当然我们也可以认为这是复杂文本结构预测问题的简单表示。通常命名实体识别问题被划分为两个过程，即标注过程和学习过程。本章基于深度学习方法的药品安全舆情的命名实体识别采用CNN-BiLSTM-CRF集成模型，同样也分为标注和学习两个过程。首先有一个带标注信息的药品安全舆情语料集作为训练数据集，通过训练得到的深度学习模型就能够对药品安全舆情语料进行序列标注，也就是对实体进行识别。

3.2.2 词嵌入

Embedding在数学上表示一个单射函数，通常我们把每个Y有且仅有一个X与之相对应的函数称为单映射函数。对于WordEmbedding所表达的意思就是将单词word映射到另外一个空间[18]，其中这个映射同时拥有单映射和结构保存这两个必须有的特点，保存结构也称为structure-preserving。比如在最初所属的空间上，$X_1<X_2$，那么映射后的空间上必须要有$Y_1<Y_2$。通俗的理解可以把该过程看作是词嵌入的过程，也就是把词变成向量表示的过程，词嵌入过程如图3-12所示。

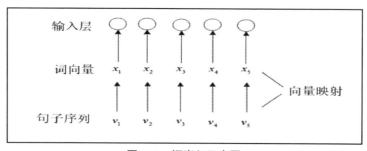

图3-12　词嵌入示意图

在本章CNN-BiLSTM-CRF模型中，卷积神经网络的输入层就是Embedding，通过词嵌入，将药品安全舆情语料的词转换为字符向量，输入神经网络模型中。我们假设一段药品安全舆情文本由1000个词组成，这1000个并不用1000维表示。如果把这1000个词映射到100维，那么得到的每个词就是100维的向量，并且这里得到的每个向量都有它具体的值，映射后词基本属于同一类别，比如灵芝胶囊和氨咖黄敏胶囊都同属于药品，四川西昌杨天制药有限公司和成都天银制药有限公司同属于企业，如图3-13所示。

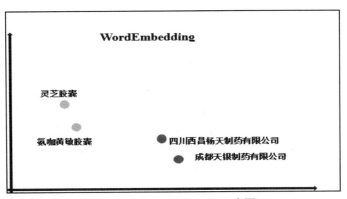

图3-13　Word Embedding示意图

3.2.3　卷积神经网络

卷积神经网络由卷积层和池化层组成[19]，不仅包含了卷积计算而且具有深度结构，被称为深度学习方法的代表算法之一。研究表明，卷积神经网络在提取局部特征方面十分有效，因此本章在药品安全舆情的命名实体识别中首先利用CNN提取词语基于字符的特征，将其编码到神经网络中。在卷积神经网络层为每个词建模了内部固有的信息，最终得到了词的字符级别的表示，在这期间经过了卷积和最大池化。卷积神经网络结构如图3-14所示。Embedding作为卷积神经网络的输入层，由词的词向量和词性拼接而成，词向量是预先训练好的。

通过卷积神经网络处理特定的药品安全舆情文本时，输入的是药品安全舆情语料字的字符向量，这不同于在对图像做处理时输入具体图像的像素点。卷积神经网络层以字符为单位，经过卷积和最大池化，建模单词内部的固有信息，得到单词的字符表示。

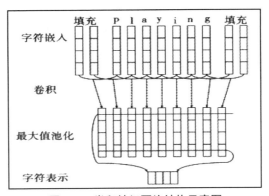

图3-14　卷积神经网络结构示意图

3.2.4　双向长短期记忆神经网络

长短期记忆神经网络（Long-Short Term Memory，LSTM）其实是循环神经网络（Recurrent Neural Networks，RNN）的变形[20]。LSTM的优点主要在于它可以有效地解决RNN在获取长距离依赖信息时出现梯度消失的问题。LSTM单元结构由遗忘门、输入门、输出门三个不同功能的门组成，其基本结构如图3-15所示。

在实际文本处理中，文本的前后序列特征都具有相关性，这也就是说当前时刻词语不只是受到了过去时刻词语的影响，而是同时受到过去和未来时刻词语的影响，双向长短期记忆神经网络的提出正是为了能够让模型能够同时包含上下文信息[21]。准确地来说，BiLSTM由两个LSTM层组成，在药品安全舆情语句训练的时候，这两个都连接着输出层的LSTM层，并分别负责训练前向和后向的两个序列。BiLSTM之所以能够有效地处理序列标注的问题，归根于BiLSTM结构将句子的前后信息都抛向输出层，同时BiLSTM能够很好地保留LSTM解决长期依赖的优点。

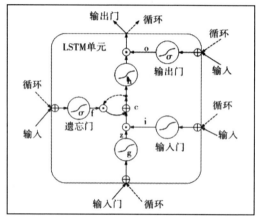

图3-15　LSTM单元结构图

3.2.5 BiLSTM-CRF模型

BiLSTM-CRF模型是深度学习方法处理命名实体识别任务的经典模型之一[22]，BiLSTM-CRF模型结构如图3-16所示。BiLSTM所包含的LSTM具体实现过程中，在时刻t，LSTM单元通过以下公式来实现更新：

$$i_t = \sigma(w_i h_{t-1} + U_i x_t + b_i) \tag{3-1}$$

$$f_t = \sigma(w_f h_{t-1} + U_f x_t + b_f) \tag{3-2}$$

$$\tilde{c}_t = \tanh(w_c h_{t-1} + U_c x_t + b_c) \tag{3-3}$$

$$C_t = f_t \odot C_{t-1} + i_t \odot \tilde{C}_t \tag{3-4}$$

$$o_t = \sigma(w_0 h_{t-1} + U_0 x_t + b_0) \tag{3-5}$$

$$h_t = o_{t-1} \odot \tanh(c_t) \tag{3-6}$$

其中x_t是t时刻的输入向量，σ代表sigmoid激活函数，$\odot$代表每个元素按位相乘得到的结果，h_t是隐含状态向量（也称为输出向量），h_t中储存着t时刻和t之前时刻的所有信息，f_t、i_t和o_t分别代表了在t时刻遗忘门、输入门和输出门的输出向量，w_i、w_f、w_c、w_0是不同门对隐含状态向量h_t的权重，b_i、b_f、b_c、b_0是不同门和记忆单元的偏置向量，U_i、U_f、U_c、U_0是不同门对输入向量x_t的权重。

我们在药品安全舆情命名实体识别任务中，在模型的最高层加入条件随机场CRF是因为在双向长短期记忆神经网络层可能会输出不规则序列，虽然BiLSTM学习到了药品安全舆情句子的上下文信息，但不能充分利用输出信息的预测标签信息，也就是说，据说卷积神经网络层输出的序列相互之间没有影响[23]，输出的是得分最高的标签。把BiLSTM层的输出信息作为输入信息加到CRF中，解码出最优序列[24]。

在药品安全舆情序列标注任务中，我们准备好的是药品安全部舆情文本语料，即输入的是文本语料，BiLSTM层的输出我们可以理解为将文本句子中的标签输出，但并没有考虑相邻标签之间的依赖关系。在模型最高层加入条件随机场CRF是为了利用上下相邻标签的相关性信息来解码出最好的预测结果，训练和解码过程采用维特比算法即可取得较好的效果。我们所说的CRF解码过程其实就是寻找条件概率最大的标注序列。

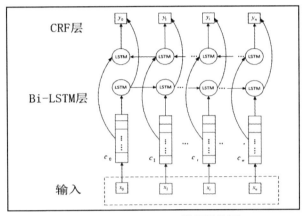

图3-16　BiLSTM-CRF模型结构图

3.2.6 CNN-BiLSTM-CRF模型

CNN-BiLSTM-CRF模型结合了深度学习的方法和传统的机器学习算法CRF，模型的结构如图3-17所示。图3-17中，输入Word Embedding，这是利用词嵌入得到的词的向量表示，CNN层会计算得出每个输入序列的字符级别的表示[25]，紧接着将CNN层得到的每个序列字符级别的表示与序列的词向量相结合，输入BiLSTM层中。最后将BiLSTM层的输出向量作为输入加入CRF中，然后在CRF层联合解码出最优标注序列。CNN-BiLSTM-CRF模型实现过程可以叙述为：

以句子为单位，将一个含有n个字的句子（字的序列）记作$X =(X_1,\ X_2,\ \cdots,\ X_n)$其中$X_i$表示句子的第$i$个字。

模型的第一层是CNN层，将利用字嵌入得到每个字的Word Embedding输入卷积神经网络层，卷积神经网络层以字符为单位，经过卷积和最大池化，建模单词内部的固有信息，得到单词的字符表示[26]。

模型的第二层是BiLSTM层，BiLSTM能够将句子特征自动提取。将一个句子的各个字的charembedding序列作为双向LSTM各个时间步的输入[27]，再将正向LSTM输出的隐状态序列与反向LSTM的序列在各个位置输出的隐状态进行按位置拼接，从而得到完整的隐状态序列。

模型的第三层是CRF层，进行句子级的序列标注。CRF预测解码是使用动态规划的Viterbi算法来求得最优序列。

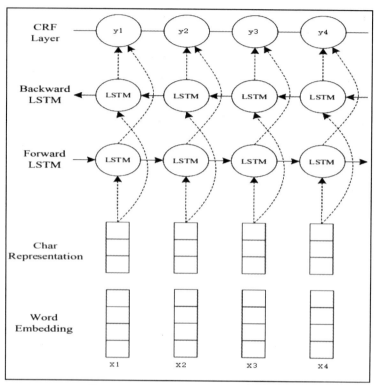

图3-17　CNN-BiLSTM-CRF模型结构图

3.3 实验设计与结果分析

3.3.1 实验设计

1.实验环境

编程语言：Python，计算框架：anconda，深度学习框架：paddlepaddle，Web框架：Django，编辑器：pycharm，是由JetBrains打造的一款Python IDE。

2.评测机制

F1分数（F1-score）是分类问题的一个衡量指标。一些分类问题可以用F1-score作为最终的评测方法，这里我们把药品安全舆情的命名实体识别看作一个二分类问题，识别正确为正，识别错误为假，此时可以用F1-score作为评测方法。F1-score是精度和召回率的调和平均数，最大为1，最小为0。

计算过程：

（1）首先定义几个概念：TP（True Position），预测答案正确；FP（False Position），预测答案错误；FN（False Negative），本类标签预测为其他标签。

（2）通过第一步的统计值计算每一个分类别下的Precision和recall。

精准度/查准率（precision）：指被分类器判定正例中正样本的比重，即

$$precision_k = \frac{TP}{TP + FP}$$

召回率/查全率（recall）：指被预测为正例占总正例的比重，即

$$recall_k = \frac{TP}{TP + FN}$$

通过第二步计算结果计算每一类别下的F1-score，计算方法如下：

$$F1_k = \frac{2 \times precision_k \times recall_k}{precision_k \times recall_k}$$

3.3.2 实验数据

1.数据集

本章在药品安全舆情的命名实体的识别中，所收集到的原始语料是通过爬虫获取以及特定网站搜索得到的语料库。找到所需要的地址，模拟浏览器向服务器请求数据，最终会将请求的数据转化为json格式，保存为本地txt文件。通过对所获取的数据进行处理得到最终数据，如图3-18所示。

中国江西网讯 全媒体记者汪清林、实习生陈学硕报道：8月15日，江南都市报全媒体记者获悉，省食品药品监督管理局下发通知，要求湖北民康制药有限公司氨咖黄敏胶囊（批号：151101、151102、151201）批生产记录不真实，不能反映配料、混合、粉碎、制微丸、
12月30日，国家食品药品监管总局发布通告，通报重庆全新祥盛生物制药有限公司构橼酸铁铵产品风险，并要求做好相关药品召回工作
近日，食品药品监管部门在药品监督检查中发现芜湖三益制药有限公司生产的醋酸可的松滴眼液多批次装量等项目不符合标准规定。为
日前，国家食品药品监督管理总局收到拜耳医药保健有限公司报告，拜耳公司决定在全球对特定批次的注射用重组人凝血因子Ⅷ（商品
2006年4月22日、23日，广州中山三院传染科二例重症肝炎病人先后突然出现急性肾功能衰竭症状。29日和30日，又有病人连续出现
2006年8月3日，卫生部办公厅发出通知，指出青海、广西、浙江、黑龙江和山东等省区陆续出现部分患者使用上海华源股份有限公司生
2009年2月12日，卫生部新闻办发出紧急通知，要求各级各类医疗机构和药品经营企业立即暂停使用、销售并封存黑龙江乌苏里江制药
2014年8月2日央视曝光了一款名为"茯苓山药片"的药物，源于辽宁一位糖尿病患者的投诉，生产企业是郑州红康生物技术有限公司，
3月中旬，美国高校招生舞弊案丑闻爆发，有家长通过贿赂、欺诈等手段送子女入学，牵涉耶鲁大学、斯坦福大学等多所世界级名校。5
2006年5月17日，卫生部发出紧急通知，要求立即停止使用齐齐哈尔第二制药有限公司和江苏省泰兴化工总厂相关产品。齐齐哈尔第二
4月11日发出通知，标示为"西安太极药业有限公司"生产的"乳疾灵胶囊"未经国家食品药品监督管理局批准，为假药。要求，各级
近日，国家食药监总局在组织对四川西昌杨天制药有限公司（以下简称"杨天制药"）飞行检查时，发现该企业存在涉嫌在万应胶囊药
等有关规定。目前，国家食药监总局要求四川监管部门监督企业封存其库存万应胶囊，责令企业召回已销售产品，收回相关《药品GMP
四川省食品药品监督管理局通报称，今年2月下旬，国家食品药品监督管理总局、四川省食品药品监督管理局对成都天银制药有限公司进
2019年6月19日，福建省药品监督管理局福州药品稽查办公室收到福州市食品药品检验所关于福州屏山制药有限公司生产的康欣胶囊批
检验报告，当即立案查处。经查，福州屏山制药有限公司生产销售的批号为190101的康欣胶囊，"耐胆盐革兰阴性菌"不符合《中国药典
了《药品管理法》（2015）第四十九条第一款"禁止生产、销售劣药"的规定。当事人在收到康欣胶囊检验报告后，立即启动召回程序，共

图3-18 文本数据示意图

2.数据处理

在药品安全舆情文本中，企业和药品为两类有意义且重要的实体，本章在药品安全舆情的命名实体识别中将企业和药品加入原有的模型中。为了在模型中增加企业和药品两类实体，我们要从原始文本语料中制作出训练集，步骤如下：

Step1：新增加两个词性company、drug，其中company为企业的词性，drug为药品的词性。

Step2：从原始语料中提取制作成训练集，格式如图3-19所示。

中国江西网讯 全媒体记者汪清林、实习生陈学硕报道：8月15日，江南都市报全媒体记者获悉，省食品药品监督管理局下发通知，要求标示通化吉通药业有限公司生产的"降糖胶囊"和郑州韩都药业集团有限公司生产的"灵芝胶囊"两种药品在全省范围内实施暂停销售，并要求全省的药品经营企业将以上两种药品下架。
通化吉通药业有些公司/company
降糖胶囊/drug
郑州韩都药业集团有限公司/company
灵芝胶囊/drug

图3-19 训练集示意图

3.3.3 实验测试与结果分析

1.实验步骤

Step1：模型训练。

模型调试完成之后，要通过训练集去训练模型，使其能够对定义的实体进行识别。模型训练伪代码如图3-20所示。

```python
def train(self, model_save_dir, train_data, test_data=None, iter_num=10, thread_num=10):
    """执行模型增量训练
    Args:
        model_save_dir: 训练结束后模型保存的路径
        train_data: 训练数据路径
        test_data: 测试数据路径，若为None则不进行测试
        iter_num: 训练数据的迭代次数
        thread_num: 执行训练的线程数
    """
    self.args.train_data = train_data
    self.args.test_data = test_data
    self.args.epoch = iter_num
    self.args.cpu_num = thread_num
    logging.info("Start Training!")
    scope = fluid.core.Scope()
    with fluid.scope_guard(scope):
        test_program, fetch_list = nets.do_train(self.args)

        fluid.io.save_inference_model(os.path.join(model_save_dir, 'model'),
                                      ['words'],
                                      fetch_list,
                                      self.exe,
                                      main_program=test_program,
                                      )
    # 拷贝配置文件
    if os.path.exists(os.path.join(model_save_dir, 'conf')):
        shutil.rmtree(os.path.join(model_save_dir, 'conf'))
    shutil.copytree(os.path.join(self.model_path, 'conf'),
                    os.path.join(model_save_dir, 'conf'))
    self.load_model(model_save_dir)
    logging.info("Finish Training!")
```

图3-20 模型训练算法示意图

Step2：数据测试。

我们加载好训练的模型，对样本集进行识别，文本在药品安全舆情的命名实体识别中选择输出具体的实体为TIME、LOC、company、ORG、drug五类。其中TIME代表时间，LOC代表地名，company代表企业，ORG代表组织，drug代表药品。过滤输出五类实体伪代码如图3-21所示。

```
def entity(text):
    root_path = os.path.abspath(os.path.dirname(__file__)).split('dproject')[0].replace("\\", "/")
    root_path = os.path.join(root_path, "dproject")
    print(root_path)
    model_path = os.path.join(root_path, "CNN_BILISTM_CRF/data/mylac-1")
    custom_path = os.path.join(root_path,"CNN_BILISTM_CRF/custom/custom.txt")
    lac = LAC(model_path, "lac")
    lac.load_customization(custom_path, sep=None)
    result = lac.run(text)
    print(result)
    entity =[]
    property = []
    #过滤代码开始
    for i in range(len(result[1])):
         if result[1][i] == "company" or result[1][i] == "drug" or result[1][i] == "TIME" \
                 or result[1][i] == "ORG"or result[1][i] == "LOC":
             entity.append(result[0][i])
             property.append(result[1][i])
    #过滤代码结束
    s = set()
    for i in range(len(entity)):
        string = "{"+property[i]+ ":" + entity[i] + "}"
        s.add(string)
    result = text
    for inter in iter(s):
         word = inter.split(":")[1].replace("}","")
         result = result.replace(word,inter)
```

图3-21　过滤输出算法示意图

深度学习模型首先对所输入的药品安全舆情语料文本进行分词，对不同的实体进行标记，最后选择对具体定义的实体进行输出。本章对特定的五类实体进行输出，模型在分词的时候会对一段药品安全舆情文本中的每一个词进行分词，给其一个词性，过滤输出时会根据所给定的词性判断具体输出的实体类型。模型对语料进行分词过程如图3-22所示。本章在模型识别输出中选择对TIME、LOC、company、ORG、drug五类实体进行标记并输出。

```
You have 18 unapplied migration(s). Your project may not work properly until you apply the migrations for app(s): admin, auth, contenttypes, sessions.
Run 'python manage.py migrate' to apply them.
May 21, 2021 - 17:24:00
Django version 3.1.7, using settings 'dproject.settings'
Starting development server at http://0.0.0.0:8000/
Quit the server with CTRL-BREAK.
[21/May/2021 17:24:29] "GET /index/ HTTP/1.1" 200 5163
Not Found: /index/static/plugins/jquery-3.2.1.min.js
[21/May/2021 17:24:29] "GET /index/static/plugins/jquery-3.2.1.min.js HTTP/1.1" 404 2274
Not Found: /favicon.ico
[21/May/2021 17:24:29] "GET /favicon.ico HTTP/1.1" 404 2187
D:/dproject
[['近日', ',', '食品药品监管', '部门', '在', '药品监督检查', '中', '发现', '由', '安徽', '芜湖三益制药有限公司', '生产', '的', '醋酸可的松滴眼液', '多批次装量', '
药', '安全', '有效', ',', '目前', '安徽食品药品监督管理局', '已', '责令', '芜湖三益制药有限公司', '于', '2010年11月25日前', '召回', '所有', '上市', '批号', '的',
', '进行', '调查', '。'], ['TIME', 'w', 'ORG', 'n', 'p', 'n', 'f', 'v', 'p', 'ORG', 'company', 'v', 'u', 'drug', 'nz', 'u', 'n', 'v', 'n', 'v', 'w', 'p', 'v', 'n',
, 'v', 'r', 'v', 'n', 'u', 'r', 'n', 'w', 'c', 'd', 'p', 'r', 'n', 'u', 'vn', 'v', 'vn', 'w']]
[21/May/2021 17:24:46] "POST /result/ HTTP/1.1" 200 6797
Not Found: /result/static/plugins/jquery-3.2.1.min.js
[21/May/2021 17:24:46] "GET /result/static/plugins/jquery-3.2.1.min.js HTTP/1.1" 404 2277
```

图3-22　分词过程示意图

为了更直观地显示对药品安全舆情语料中特定五类实体识别的效果，我们通过Django框架将测试流程封装成Web的形式。在Web界面进行药品安全舆情语料的输入与识别结果的输出，Django的Web界面如图3-23所示。

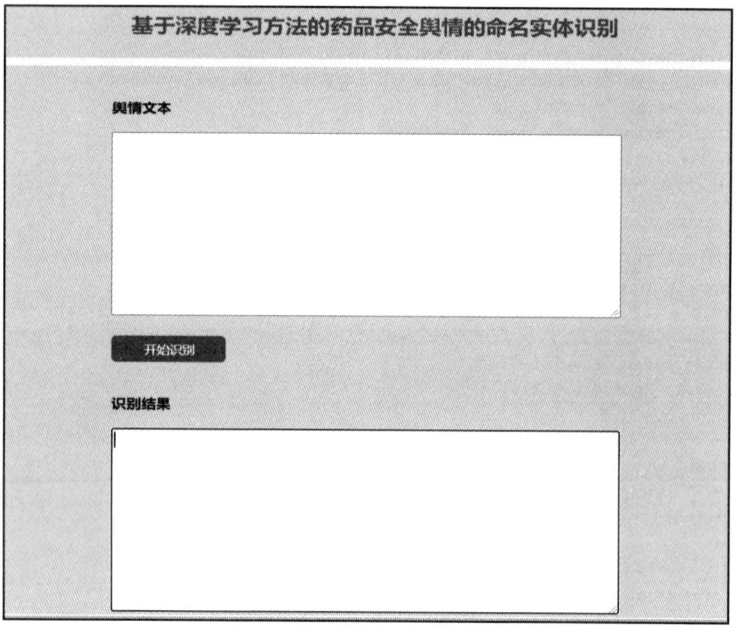

图3-23　Web界面示意图

在文本输入测试时需要启动项目，可以从前端输入待识别的药品安全舆情文本，在输入待识别药品安全舆情文本之后，点击开始识别，就会将模型识别到的特定实体返回到识别结果中，如图3-24所示。

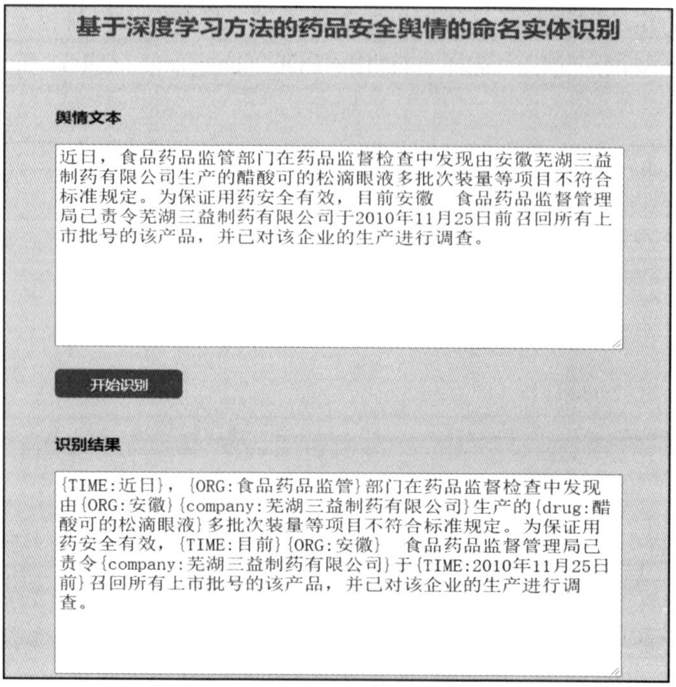

图3-24　文本实体识别示意图

2.实验测试

本章在药品安全舆情的命名实体识别测试中准备了五个处理过的数据文本进行测试，对每一条测试集中的TIME、LOC、company、ORG、drug五类实体进行标记，如图3-25所示。

测试集
近日，　食品药品监管部门在药品监督检查中发现由安徽　芜湖三益制药有限公司生产的醋酸可的松滴眼液多批次装量等项目不符合标准规定。为保证用药安全有效，目前　安徽食品药品监督管理局已责令芜湖三益制药有限公司于 2010 年 11 月 25 日前召回所有上市批号的该产品，并已对该企业的生产进行调查。 2009 年 2 月 12 日，卫生部新闻办发出紧急通知，要求各级各类医疗机构和药品经营企业立即暂停使用、销售并封存黑龙江乌苏里江制药有限公司佳木斯分公司生产的双黄连注射液。　近期，　青海省　大通县 3 名患者使用该药后发生不良事件，并有 1 死亡病例报告。 8 月 15 日，江南都市报全媒体记者获悉，省食品药品监督管理局下发通知，要求标示通化吉通药业有限公司生产的"降糖胶囊"和郑州韩都药业集团有限公司生产的"灵芝胶囊"两种药品在全省范围内实施暂停销售，并要求全省的药品经营企业将以上两种药品下架。 2012 年 4 月 15 日，　央视《每周质量报告》曝光，河北一些企业用生石灰给皮革废料进行脱色漂白和清洗，随后熬制成工业明胶，卖给浙江　新昌县药用胶囊生产企业，最终流向药品企业。经调查发现，9 家药厂的 13 个批次药品所用胶囊重金属铬含量超标，其中超标最多的达 90 多倍。 2006 年 5 月 17 日，卫生部发出紧急通知，要求立即停止使用齐齐哈尔第二制药有限公司生产的"亮菌甲素注射液"，其生产环节存在明显漏洞。为保证人民用药安全，国家食品药品监督管理局决定停止销售和使用该厂生产的所有药品。

图3-25　实验测试集示意图

将五个测试集语料依次输入模型中进行测试，测试结果中以{TIME：}、{LOC：}、{company：}、{ORG：}、{drug：}的方式进行展示。五条语料测试结果分别如图3-26～图3-30所示。

识别结果
{TIME:近日}，{ORG:食品药品监管}部门在药品监督检查中发现由{ORG:安徽省}{company:芜湖三益制药有限公司}生产的{drug:醋酸可的松滴眼液}多批次装量等项目不符合标准规定。为保证用药安全有效，{TIME:目前}{ORG:安徽食品药品监督管理局}已责令{company:芜湖三益制药有限公司}于{TIME:2010年11月25日前}召回所有上市批号的该产品，并已对该企业的生产进行调查。

图3-26　语料一识别结果示意图

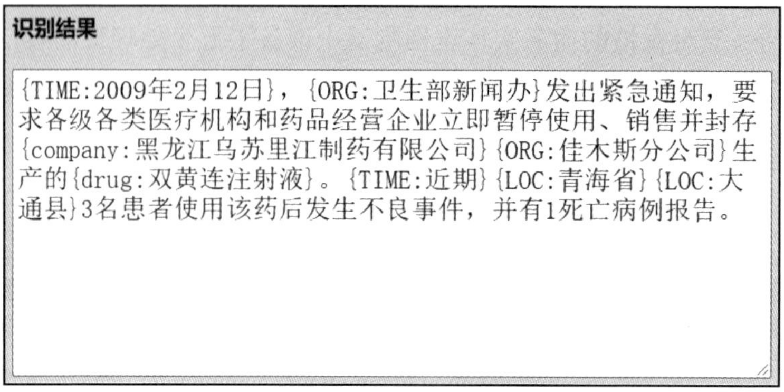

识别结果

{TIME:2009年2月12日}，{ORG:卫生部新闻办}发出紧急通知，要求各级各类医疗机构和药品经营企业立即暂停使用、销售并封存{company:黑龙江乌苏里江制药有限公司}{ORG:佳木斯分公司}生产的{drug:双黄连注射液}。{TIME:近期}{LOC:青海省}{LOC:大通县}3名患者使用该药后发生不良事件，并有1死亡病例报告。

图3-27 语料二识别结果示意图

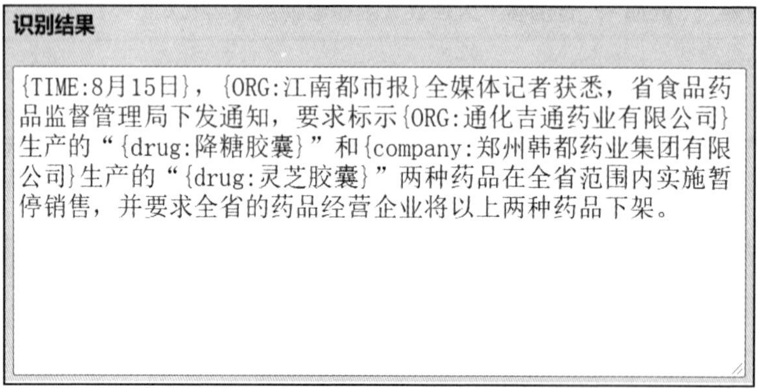

识别结果

{TIME:8月15日}，{ORG:江南都市报}全媒体记者获悉，省食品药品监督管理局下发通知，要求标示{ORG:通化吉通药业有限公司}生产的"{drug:降糖胶囊}"和{company:郑州韩都药业集团有限公司}生产的"{drug:灵芝胶囊}"两种药品在全省范围内实施暂停销售，并要求全省的药品经营企业将以上两种药品下架。

图3-28 语料三识别结果示意图

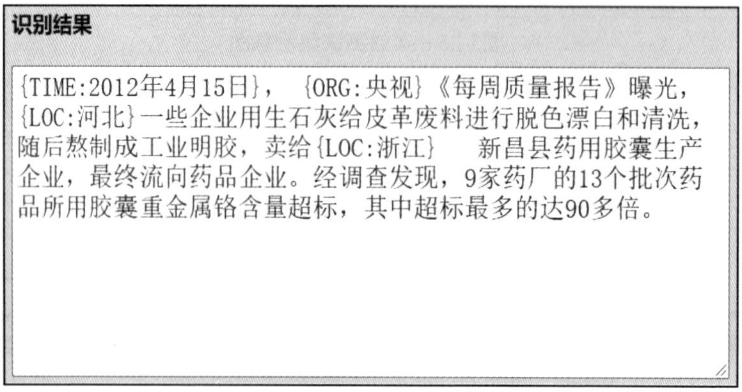

识别结果

{TIME:2012年4月15日}，{ORG:央视}《每周质量报告》曝光，{LOC:河北}一些企业用生石灰给皮革废料进行脱色漂白和清洗，随后熬制成工业明胶，卖给{LOC:浙江} 新昌县药用胶囊生产企业，最终流向药品企业。经调查发现，9家药厂的13个批次药品所用胶囊重金属铬含量超标，其中超标最多的达90多倍。

图3-29 语料四识别结果示意图

图3-30　语料五识别结果示意图

3.测试结果分析

（1）测试结果展示

根据各语料识别结果示意图对未准确识别出的实体（矩形标注）与错误识别实体类型的实体（椭圆标注）进行标记，实验测试结果实体标记如图3-31所示。

图3-31　实验测试结果实体标记图

（2）结果分析

由图3-25可知，药品安全舆情测试集中待识别实体共34个，其中TIME类型实体共8个，LOC类型实体共7个，company类型实体共6个，ORG类型实体共8个，drug类型实体共5个。

通过对待识别的34个药品安全舆情文本中的五类实体进行统计，发现准确识别出的实体共26个，未准确识别出的实体共4个，错误识别实体类型的实体共4个，其中未准确识别出的实体分别为食品药品监管部门、食品药品监督管理局、省食品药品监督管理局、新昌县，错误识别实体类型的实体分别为安徽、佳木斯分公司、通化吉通药业有限公司，安徽为LOC类型实体，模型识别其为ORG类型实体，佳木斯分公司和通化吉通药业有限公司为企业类型实体，模型识别其为ORG类型实体。模型识别结果统计如表3-5所示。

表3-5　模型识别结果统计表

实体类别	精准度/查准率（precision）	召回率/查全率（recall）	F1-score
TIME（时间）	100%	100%	1
LOC（地名）	80%	67%	0.62
ORG（机构）	63%	100%	0.77
Company（企业）	100%	83%	0.93
drug（药品）	100%	100%	1

通过以上分析我们可以得出，在小规模的训练集训练过后，药品安全舆情测试集中待识别的五类实体基本能够完全被识别，验证了模型的有效性。

3.4　本章小结

在新媒体主导网络发声的时代，网络已日益成为舆论传播和热点聚集的源头。本章通过对药品安全舆情和深度学习方法的命名实体识别的国内外发展现状和相关理论基础的研究，确定了基于深度学习方法的药品安全舆情的命名实体识别的模型。在原有深度学习算法模型上通过药品安全舆情语料训练得到能够识别时间、地名、组织、企业、药品五类实体的模型，通过实验发现该模型能够很好地对药品安全舆情文本中特定的实体进行识别。本章的主要工作内容可以总结为以下几个方面：

（1）药品安全舆情语料集构建及语料标注。要通过原有的深度学习模型训练得到能够识别药品安全舆情文本中特定实体的模型，首先要准备足够的药品安全舆情语料。本章主要通过数据爬取以及特定数据目标搜索来构建药品安全语料集，并对语料进行特定实体标注。

（2）预处理模型调试与模型训练。本章采用了CNN-BiLSTM-CRF集成模型进行药品安全舆情的命名实体识别，在原有BiLSTM-CRF模型中加入了卷积神经网络，通过药品安全舆情语料训练得到了能够识别药品安全舆情文本中实体的深度学习模型。

（3）模型封装与测试。为了更好地显示出识别的效果，文本使用基于Python的Django框架将测试流程封装成Web的形式，能够在前端页面清晰地展示出实体识别结果，并对模型识别效果进行测试。

药品安全舆情的传播速度快、影响范围广，基于深度学习方法的药品安全舆情的命名实体识别技术可以检测出药品安全舆情文本中的特定实体，是海量药品安全舆情文本数据分析的关键技术。同时，药品安全舆情的命名实体识别也是舆情监测管理的关键。

因此，基于深度学习方法的药品安全舆情的命名实体识别具有重要意义。文本使用集成模型对药品安全舆情文本的实体进行了识别，实验结果证明该模型能够很好地识别药品安全舆情文本实体，但实验测试集较少，不能很好地证明其精准度，需不断完善。

本章参考文献

[1] 袁小量，李冰倩.食品药品安全事件网络舆情预警策略研究[J].中国市场，2017（34）：87-88.

[2] 刘宇鹏，栗冬冬.基于BLSTM-CNN-CRF的中文命名实体识别方法[J].哈尔滨理工大学学报，2020，25（1）：115-120.

[3] 唐崇彦，邱宏.浅析舆情预警系统技术应用[J].广播电视信息，2019（5）：98-100.

[4] 顾孙炎.基于深度神经网络的中文命名实体识别研究[D].南京：南京邮电大学，2018.

[5] 徐静.基于TRIZ的药品安全舆情引导管理研究[D].银川：宁夏医科大学，2019.

[6] 陈锋，孙哲丰，陆颖，等.食品药品安全应急管理信息平台初步研究[J].中国药事，2016，30（9）：851-857.

[7] 覃国孙.基于广播电视媒体的食品药品安全舆情监测系统设计[J].视听，2021（3）：205-206.

[8] 吴文慧，李亮，葛涥，等.基于大数据的药品安全网络舆情监测系统设计[J].电脑知识与技术，2021，17（5）：86-88.

[9] 韦月琼，覃国孙，闭敏.食品药品广播电视舆情监测系统设计与实现[J].广播与电视技术，2018，45（2）：109-111.

[10] 毛明毅，吴晨，钟义信，等.加入自注意力机制的BERT命名实体识别模型[J].智能系统学报，2020，15（4）：772-779.

[11] 赵鹏飞，赵春江，吴华瑞，等.基于注意力机制的农业文本命名实体识别[J].农业机械学报，2021，52（1）：185-192.

[12] 王雪梅，陶宏才.基于深度学习的中文命名实体识别研究[J].成都信息工程大学学报，2020，35（3）：264-270.

[13] 冀相冰.基于深度学习的中文命名实体识别及事件主体抽取研究[D].株洲：湖南工业大学，2020.

[14] 张俊遥.基于深度学习的中文命名实体识别研究[D].北京：北京邮电大学，2019.

[15] 程名，于红，冯艳红，等.融合注意力机制和BiLSTM+CRF的渔业标准命名实体识别[J].大连海洋大学学报，2020，35（2）：296-301.

[16] 曹子莹.基于BERT-BLSTM-CRF模型的中文命名实体识别研究[D].安庆：安庆师范大学，2020.

[17] 刘浏，王东波.命名实体识别研究综述[J].情报学报，2018，37（3）：329-340.

[18] 吴杭鑫，张云华.基于词嵌入和自注意力机制的方面提取算法[J].智能计算机与应用，

2021，11（4）：25-29.

[19] 陶源. 基于e-CNN的领域本体概念抽取技术研究[D].武汉：武汉邮电科学研究院，2020.

[20] 范波，李金瞳.基于神经网络的文本情感分析技术优化改进[J].电子技术与软件工程，2020（17）：180-182.

[21] 张秋颖，傅洛伊，王新兵.基于BERT-BiLSTM-CRF的学者主页信息抽取[J].计算机应用研究，2020，37（S1）：47-49

[22] 高亮亮. 基于深度神经网络的中文医疗文本实体识别[D].成都：电子科技大学,2020.

[23] 梁家熙. 基于深度学习的中文信息抽取算法研究[D].哈尔滨：哈尔滨工业大学,2020.

[24] 唐晨. 面向医疗文本的实体抽取及概念标准化技术研究[D].哈尔滨：哈尔滨工业大学，2020.

[25] 曾勇. 基于BiLSTM-CRF模型的中文命名实体识别研究与实现[D].南昌：江西财经大学，2020.

[26] 张柱. 基于深度学习的联合实体识别和关系抽取模型研究[D].合肥：合肥工业大学，2020.

[27] 鲁广达. 基于双向LSTM和CRF的地址识别技术研究与实现[D].南京：东南大学，2019.

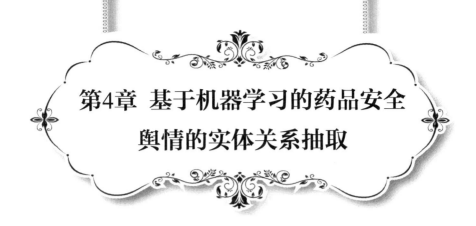

第4章 基于机器学习的药品安全舆情的实体关系抽取

本章研究主要采用支持向量机算法提取药品安全舆情领域实体间的关系。利用Python工具爬取中国新闻网、新华网、求是网等多个网站上与药品安全相关的新闻,采用jieba分词工具清洗数据和分词等预处理;手动标注数据510条,用Skip-gram模型将语料向量化;运用SVM算法进行实体关系抽取。实验结果表明,SVM在样本数量较少时抽取的效果更好一些。由于数据采用人工标注,模型的正确率和召回率还有待提高。

4.1 绪论

4.1.1 研究背景与意义

药品是关系人民生命健康的一种特殊商品。然而，一些制药企业为了降低生产成本，谋求巨额利润，致使药品安全事故频繁发生。如2006年的"齐二药"假药事件、"鱼腥草"事件，2012年4月"毒胶囊"事件，2018年"鸿茅药酒"事件等，引起了网民和媒体的广泛关注。不良药品安全事件严重影响了社会的安全与和谐稳定，对政府的公信力产生了负面影响[1]。

药品安全舆情是指由药品安全相关事件引发的通过网络新闻媒体、微信、QQ、微博等在线工具，报道、转载和评论的网民意见、想法和行为的综合体现[2]。药物安全涉及很多药学专业知识，大多数网民难以分辨真假，容易轻信网络舆论甚至虚假谣言，这不仅有损药品监管部门的权威和公信力，也大幅增加了舆论对药品安全的负面影响。因此，及时、快速、高效地从海量舆情数据中研判舆情，并将这种信息优势转化为决策优势，是大数据时代药品监管部门面临的新挑战。

实体关系抽取是指从自然语言文本中识别出两个实体之间的语义关系。对药品安全舆情的实体关系抽取，能够快速、准确地从大量舆论中提取关键信息，把有价值的信息转化为结构化数据[3-4]，明确上下文之间的关系。政府利用整理后的信息快速作出决策，并通知和提醒各部门或消费者采取相应的措施。

4.1.2 国内外研究现状和发展趋势

1.研究资料与方法

（1）数据来源

针对药品安全舆情研究，对药品安全舆情研究的数据来源于中国知网，检索条件：[主题%='药品安全舆情' or 题名%='药品安全舆情' or title=xls（'药品安全舆情'）or v_subject=xls（'药品安全舆情'）] AND [发表时间 Between（'2012-01-01', '2020-12-31'）]，检索范围：总库，选择精确匹配方式，学科范围不限制。共获得51篇原创论文，排除杂志、会议通知、年度目录等10篇论文，最终定量分析的样本量为41篇。

针对实体关系抽取研究，对实体关系抽取研究的数据来源于中国知网，主题=实体关系抽取，检索年限从2010—2021年，匹配方式精确，检索日期为2021年3月14日，总共获得707篇原创论文，排除报纸、会议通知、科普和与主题无关的文献，选择CNKI的Refworks格式导出，利用CiteSpace5.5R2软件对数据进行转化及去重处理，最终纳入298篇有效文献。

（2）研究方法与工具

使用CiteSpace5.1.R1软件对样本数据进行转换，转化成CiteSpace能够识别的Refworks格式，剔除与主题无关的文献如报纸、会议通知、科普等，利用软件进行转化和去重处理，对研究作者、机构和关键词共现等分别进行可视化统计分析。

（3）研究过程

从知网获取的文献以Refworks格式导出，以Refworks格式导入CiteSpace，设置软件的时间为2012－2020年，时间切片为1年，节点分别设置为作者、机构和关键词依次进行分析。

2.研究概况

（1）年度发文量分析

针对药品安全舆情研究，统计得出与药品安全舆情相关文献共计41篇，文献量年份分布图如图4-1所示。2012—2014年，文献呈缓慢增长趋势，平均2篇/年；2015—2016年，文献量增长迅速，平均7篇/年，并于2016年达到峰值9篇，说明在此期间药品安全舆情问题迅速引起研究者关注；2017—2020年，文献量发表相对平稳，维持在5.25篇/年，较2014年之前增长了近一倍，可知此研究领域仍受学者们青睐。

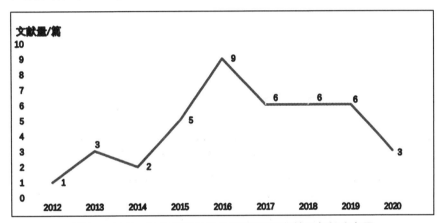

图4-1　2012—2021年药品安全舆情CNKI文献量年份分布图

针对实体关系抽取研究，统计得出与实体关系抽取相关文献共计298篇，年份分布如图4-2所示。2010—2015年，文献发表平稳，平均12篇/年；2016—2017年，文献呈缓慢增长趋势，平均25篇/年；2019—2020年，文献量增长迅速，平均30篇/年，并于2020年达到峰值51篇，说明在此期间实体关系抽取迅速引起了研究者的关注。

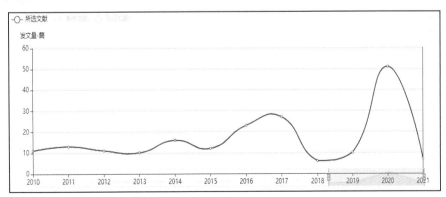

图4-2　2010－2020年实体关系抽取CNKI文献量年份分布图

（2）作者分析

针对药品安全舆情研究，在CiteSpace节点类型中选择"Author"，使用默认参数（样本量为41篇）。图谱节点数为68，连线数为84，密度为0.0369，作者合作图谱如图4-3所示。从图中可看出主要的作者合作群有3个，如刘红茹、党海文、袁小量团队。初期研究团队核心成员较少，合作强度不大，随着时间的发展，团队核心成员增加，内部合作更加紧密。

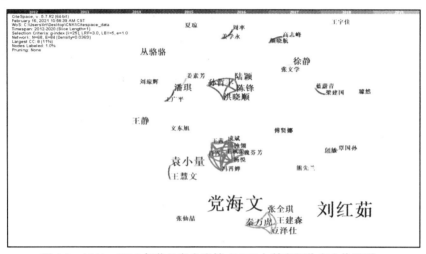

图4-3　2012－2020年药品安全舆情CNKI文献高频作者合作图谱

针对实体关系抽取研究，图谱节点数为64，连线数为68，密度为0.0337，作者合作图谱如图4-4所示。从图中可以得出主要作者合作群有3个，即崔家铭、李雪晴、吕金娜研究团队。2015年与2016年最多，可见近年来研究团队逐渐增加，团队核心成员也逐年增加，合作强度逐渐变大，内部成员之间的合作也更加紧密。

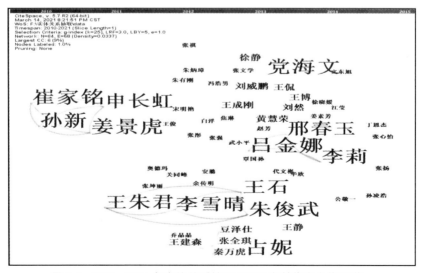

图4-4　2010－2021年实体关系抽取CNKI文献作者合作图谱

（3）研究机构分析

针对药品安全舆情研究，在CiteSpace节点类型中选择"Institution"，其他参数同"作者合作分析"参数。通过CitcSpace软件生成药品安全舆情研究机构知识图谱，如图4-5所示。分析得出图谱节点数为30，连线数为10，密度为0.023。机构合作主要集中在甘肃省礼县市场监督管理局、沈阳药科大学工商管理学院及各药品监督管理局与各学院，最频繁的是沈阳药科大学工商管理学院及甘肃省礼县市场监督管理局，表明这两家机构与其他机构合作较多，而其余机构只与当地学院、研究中心或市场监督管理局合作。

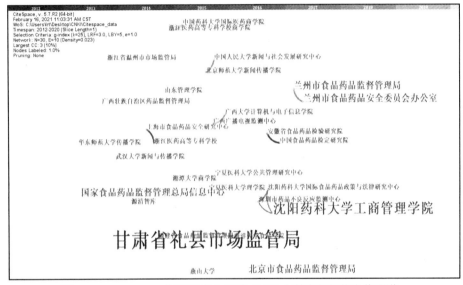

图 4-5　2012－2020 年药品安全舆情 CNKI 文献高频机构合作图谱

针对实体关系抽取研究，通过CiteSpace软件生成实体关系抽取研究机构的知识图谱，如图4-6所示。图谱节点数为47，连线数为24，密度为0.0222。合作机构主要集中在复旦大学信息科学与工程学院、北京理工大学计算机学院、中国科学院计算机技术研究所与扬州大学信息工程学院等，表明复旦大学信息科学与工程学院、北京理工大学计算机学院与其他机构有更多的合作，而其余机构大多与当地大学及相关实验室开展合作。

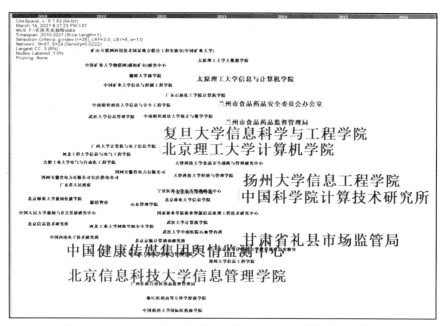

图 4-6　2010－2021 年实体关系抽取 CNKI 文献机构合作图谱

（4）期刊来源分析

针对药品安全舆情研究，学术期刊展示了特定学科领域内的最新研究成果，对刊载网民情感研究的刊物进行挖掘，可以提高阅读效率并把握学术前沿。通过分析文献的来源，可以从宏观角度了解该领域的研究群体。现将样本文献中载文量排名前二十的期刊列举出来，如图4-7所示。排名靠前的有中国食品药品监管、食品安全导刊和新媒体与社会。虽然近年来我国对药品安全舆情的研究与日俱增，但是在排名靠前的期刊中，大多都是食药监方面的期刊，其他各期刊文献数量相对较少，这说明我国对药品安全舆情研究还不够充分。药品安全舆情作为影响人民生命安全的重要因素，需注重研究的程度和影响力。

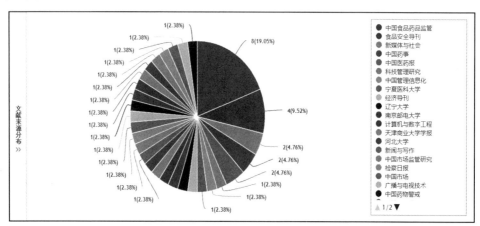

图 4-7　2012－2020 年药品安全舆情 CNKI 文献来源分布饼状图

针对实体关系抽取研究，从图4-8可知，排名靠前的有哈尔滨工业大学（6.5%）、华东师范大学（3.5%）和中文信息学报（3.5%）。近年来我国对实体关系抽取的研究与日俱增，尤其在计算机软件及计算机应用研究方面，可见实体关系抽取在计算机研究与发展中起到了至关重要的作用。但是在排名靠前的期刊中，文献数量相对较少，这说明对于实体关系抽取的研究还不够透彻，需加强对实体关系抽取的深入研究，推动计算机科学的研究与发展。

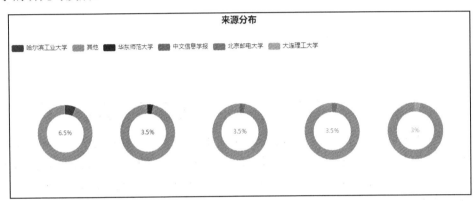

图 4-8　2010－2021 年实体关系抽取 CNKI 文献期刊来源分布图

3.研究热点

（1）关键词共现分析

针对药品安全舆情研究，关键词共现可直观展示出关键词的关注度与关联度，从宏观上揭示一个研究领域内的重点研究内容。分析得出共现频次≥2的关键词共20个，其中频次排名前十的关键词如表4-1所示。食品药品安全为最重要的关键词之一，其中介中心性排名第一，是联合食品药品监管与网络舆情的关键节点。高频共现词图谱如图4-9所示，图谱节点数为75，连线数为141，密度为0.0508，Q值=0.8187，说明该图谱的网络结构是合理的，S值=0.9558，说明该图谱的聚类结果是合理的，能够代表我国药品安全舆情的研究热点主题。从图4-9可得出，在药品安全舆情研究领域，研究的主要内容为食品药品安全与监管问题，研究来源主要是网络舆情及突发事件，研究处理方法主要有监测分析、应急处理与管理以及一些处置建议。

表 4-1　2012－2020 年药品安全舆情 CNKI 文献排名前十的关键词

序号	频次	中介中心性	年份	关键词
1	15	0.49	2014	食品药品安全
2	6	0.26	2012	网络舆情
3	5	0.02	2015	食品药品监管
4	5	0.18	2012	突发事件
5	4	0.08	2015	应急管理
6	4	0.02	2016	食药监
7	3	0.12	2017	食药安全
8	3	0.08	2015	药品安全
9	3	0.02	2016	监测分析
10	3	0.03	2012	预警

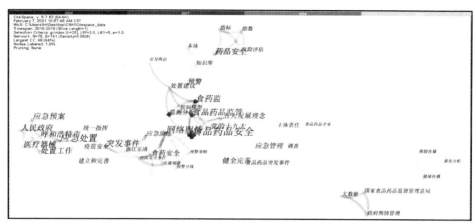

图 4-9　2016－2019 年药品安全舆情 CNKI 文献高频关键词共现图谱

针对实体关系抽取研究，利用 CiteSpace 软件对实体关系抽取的文献分析得出共现频次≥2 的关键词共 12 个，其中频次排名前八的关键词如表 4-2 所示。高频共现词图谱如图 4-10 所示，图谱节点数为 97，连线数为 204，密度为 0.0438，可见在实体关系抽取研究领域，研究的主要内容为关系抽取和深度学习，研究方法主要有条件随机场、协同训练等。此外，还有词向量方法，通过知识融合，进行实体关系抽取的研究。

表 4-2　2010－2021 年实体关系抽取 CNKI 文献排名前八的关键词

序号	频次	中介中心性	年份	关键词
1	41	0.22	2010	关系抽取
2	27	0.11	2010	深度学习
3	15	0.07	2010	自然语言处理
4	12	0.06	2012	实体描述
5	10	0.18	2020	实体关系抽取
6	9	0.00	2010	跨句包注意力
7	3	0.07	2020	注意力机制
8	3	0.01	2019	食品药品安全

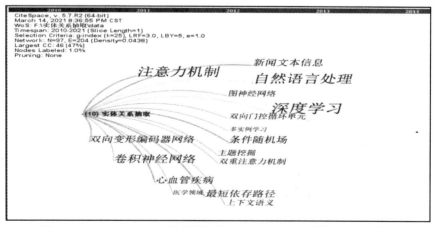

图 4-10　2010－2021 年实体关系抽取 CNKI 文献高频关键词共现图谱

（2）关键词共现聚类

针对药品安全舆情研究，关键词聚类和时间轴可以反映该领域的历史发展规律及未来研究方向。对药品安全舆情关键词聚类后共得到4个类别，聚类图谱如图4-11所示。导出聚类列表，提取关键标签并汇总其内容，如表4-3所示。从图4-11左上角可以看出，该聚类模块值Q值=0.8187>0.3，平均轮廓值S值=0.9558>0.5，所以得出结论：样本关键词聚类结构是显著，聚类是令人信服的。由表4-3可知，4个聚类内容包括了四大方向，各个聚类内容相互呼应，展现了在药品安全方面的舆情监测分析及处置建议。通过对药品安全事件进行监测，可获得相关信息，对信息进行合理分析，正确引导社会舆情发展方向，并对该类事件进行研究，研究得出解决方法及建议。

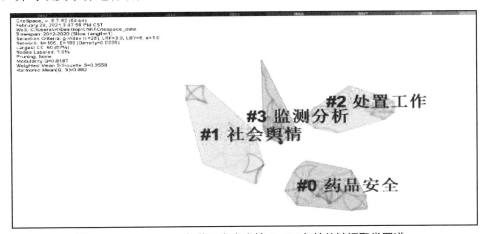

图 4-11　2012－2020 年药品安全舆情 CNKI 文献关键词聚类图谱

表 4-3　2012－2020 年药品安全舆情 CNKI 文献关键词聚类表

序号	规模	轮廓值	主要内容	标签	时间
#0	18	0.963	药品安全	风险评估；网络舆情；预警；监测；药品安全事件；知识库；控制模型；本体	2016
#1	16	0.914	社会舆情	应急管理；大数据；食品药品突发事件；应急体系；健全完善	2017
#2	15	0.96	处置工作	应急处置；突发事件；食药安全；处置工作；应急预案；应急演练	2017
#3	11	1	监测分析	食品药品安全；食品药品监管；食药监；监测分析；处置建议	2015

针对实体关系抽取研究，对实体关系抽取文献的关键词聚类后共得到4个类别，聚类图谱如图4-12所示。导出聚类明细表，提取关键标签并总结其内容，如表4-4所示。从图4-12左上角可以看出，该聚类模块值Q值=0.6039>0.3，平均轮廓值S值=0.8618>0.5，所以得出结论：样本关键词聚类结构是显著的，聚类是令人信服的。由表4-4可知，4个聚类内容包含了四大方向。各个聚类内容相互呼应，展现了实体关系抽取中需要的各算法。通过对知识图谱进行分析，构建知识库，对数据进行处理，然后利用多视图学习及词向量等方法来实现对实体关系抽取模型的算法研究。

表 4-4　2010－2021 年实体关系抽取 CNKI 文献关键词聚类表

序号	规模	轮廓值	主要内容	标签	时间
#0	46	0.858	远程监督	实体关系抽取；关联规则挖掘；依存句法分析图；支持向量机；预训练语言模型；远程监督	2016
#1	40	0.887	信息抽取	信息抽取；关系抽取；联合抽取；依存分析；卷积神经网络；半监督学习；协同训练；实体关系	2014
#2	38	0.757	深度学习	关系抽取；特征选择；文本信息；双向门控循环单元；远距离监督；实体关系深度学习	2016
#3	34	0.861	卷积神经网络	知识图谱；实体关系联合抽取；序列标注；三元组重叠；关系标注；关系抽取；卷积神经网络	2016
#4	26	0.828	自然语言处理	自然语言处理；实体识别；实体关系抽取；命名实体识别；信息抽取技术；关系抽取；自然语言处理	2016
#6	18	0.961	实体抽取	知识抽取；知识图谱；知识融合；关系抽取；三元组抽取；事件抽取；实体抽取	2017

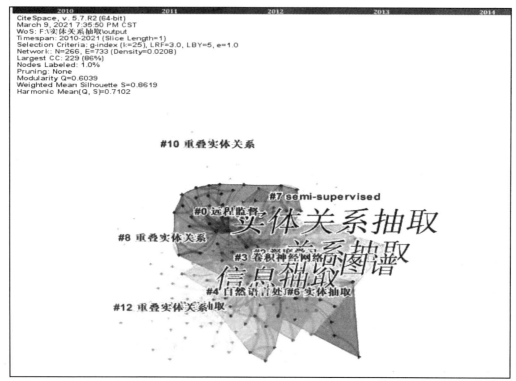

图 4-12　2010－2021 年实体关系抽取 CNKI 文献关键词聚类图谱

4.研究前沿

针对药品安全舆情研究，关键词突现分析可以筛选某个时间段频数剧增的关键词，表明相关领域的新趋势或者转折点，可以指导未来研究方向。在关键词共现聚类的基础上，进一步对关键词进行突现词检测，得到近10年我国药品安全舆情研究领域的13个最强突现词，包括"食品药品安全""应急体系""食品药品监管""监测分析"等，以及每个突现词出现和消失的年份，突现关键词图谱如图4-13所示。2014—2016年最先突现的关键词为食品药品安全，其次主要是应急体系与食品药品监管。可见在此期间的文献更侧重于对药品安全舆情的关注监测及处置。2017—2020年发生突现的主要是食药安全类突发事件及舆情引导包括问题解决方法等。由此可见，随着科技的发展，研究者们不仅仅只关注药品安全的监测问题及建议，更注重对于此类事件的处理方法及算法。

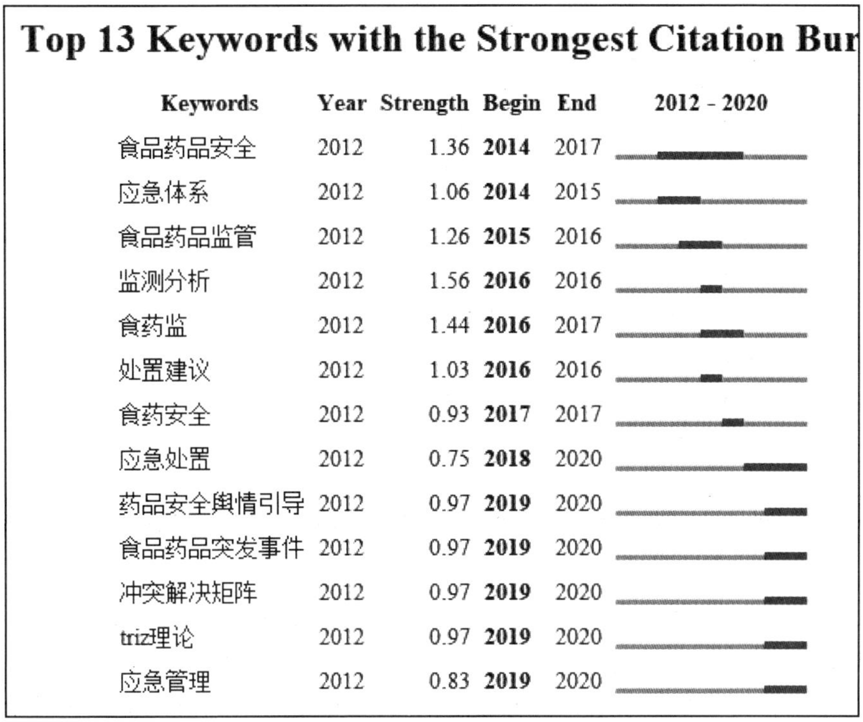

Top 13 Keywords with the Strongest Citation Bur

Keywords	Year	Strength	Begin	End	2012 - 2020
食品药品安全	2012	1.36	**2014**	2017	
应急体系	2012	1.06	**2014**	2015	
食品药品监管	2012	1.26	**2015**	2016	
监测分析	2012	1.56	**2016**	2016	
食药监	2012	1.44	**2016**	2017	
处置建议	2012	1.03	**2016**	2016	
食药安全	2012	0.93	**2017**	2017	
应急处置	2012	0.75	**2018**	2020	
药品安全舆情引导	2012	0.97	**2019**	2020	
食品药品突发事件	2012	0.97	**2019**	2020	
冲突解决矩阵	2012	0.97	**2019**	2020	
triz理论	2012	0.97	**2019**	2020	
应急管理	2012	0.83	**2019**	2020	

图 4-13　2012－2020 年药品安全舆情 CNKI 文献突现关键词图谱

针对实体关系抽取研究，在关键词共现聚类的基础上，现在进一步对关键词进行突现词检测，得到了近10年我国实体关系抽取研究领域的15个最强突现词，包括"信息抽取""支持向量机""实体描述"等，以及每个突现词出现和消失的年份，突现关键词图谱如图4-14所示。2010—2013年最先突现的关键词为信息抽取，由此可见信息抽取是研究实体关系抽取问题的一个节点，然后主要是支持向量机及实体描述，可见其在实体关系抽取问题中是不可或缺的重要知识。2014—2018年主要是半监督学习与Bootstrapping等，在研究实体关系抽取问题过程中，最常用的方法是半监督学习与Bootstrapping，可见此后的文献更侧重于对关系抽取问题在研究方法的描述，包括卷积神经网络、远程监督等多种计算方法及模型建设。2019年主要突现神经网络，说明在研究实体关系抽取问题时，神经网络仍然是非常重要的一部分研究内容，也足以看出近几年来学者们对于该方法的关注与重视。

Top 15 Keywords with the Strongest Citation Bursts

Keywords	Year	Strength	Begin	End	2010 - 2021
信息抽取	2010	5.62	2010	2013	
支持向量机	2010	2.79	2010	2015	
实体描述	2010	1.81	2010	2014	
命名实体	2010	1.48	2010	2013	
多特征融合	2010	1.33	2010	2014	
文本序列标注	2010	1.13	2010	2014	
半监督学习	2010	1.21	2013	2017	
句法特征	2010	1.78	2015	2018	
bootstrapping	2010	2.14	2016	2018	
关系探测	2010	1.12	2016	2017	
卷积神经网络	2010	3.77	2017	2019	
词向量	2010	1.18	2017	2019	
远程监督	2010	2.19	2018	2021	
注意力机制	2010	4.29	2019	2021	
神经网络	2010	1.87	2019	2021	

图 4-14　2010－2021 年实体关系抽取 CNKI 文献突现关键词图谱

5.研究热点迁移

针对药品安全舆情研究，在对药品安全舆情文献关键词聚类的基础上，利用CiteSpace的Timeline视图勾勒出聚类与聚类中文献历史跨度之间的关系。如图4-15所示，图谱不仅展示每一聚类包含的关键词有哪些，而且可以看到每个聚类主题的开始和结束的时间节点，从而总结出研究主题的演化路径。由关键词聚类时间轴可知，#0药品安全、#2处置工作这两个聚类基本维持在整个时间段内；#1社会舆情、#3监测分析则有明显的时间段，前期主要是药品安全事件及突发事件，中期主要集中在对此问题的处置建议、应急管理等方面，而后期则更注重于解决该事件的模型方式方法等；疫苗安全、控制模型等关键词出现时间最晚，亦可能成为未来研究的潜在热点。

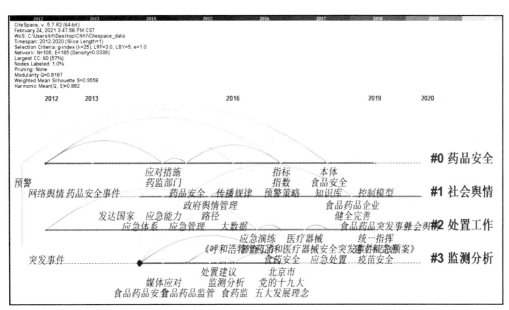

图 4-15　2012－2020 年药品安全舆情 CNKI 文献关键词聚类时间图

针对实体关系抽取研究，在对实体关系抽取文献关键词聚类的基础上，利用CiteSpace的Timeline视图勾勒出聚类之间的关系以及聚类中文献的历史跨度。如图4-16所示，#0远程监督、#1信息抽取、#2深度学习、#3卷积神经网络、#4自然语言处理、#6实体抽取这6个聚类基本维持在自2010年开始后的时间段内。其中#1信息抽取是实体关系抽取中关键词出现最多的聚类，包括机器学习、实体聚类等内容。#2深度学习主要是集中在数据处理方面。双向变形编码器网络、知识存储等关键词出现时间最晚，亦可能成为未来研究的潜在热点。

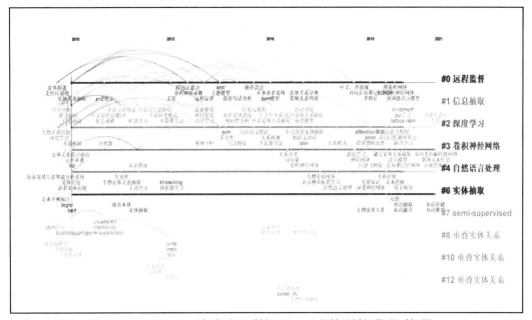

图 4-16　2010－2021 年实体关系抽取 CNKI 文献关键词聚类时间图

6.文献讨论

（1）药品安全

药品安全突发事件属于公共卫生事件，是指突然发生，造成或可能造成严重损害社会公众健康的重大药品质量事件、严重药品不良反应事件及重大制售假劣药品事件等[5]。随着经济的快速发展，人口、环境和能源问题日益突出，在全球范围内，突发事件时有发生[6]。虽然我国药品监管部门已经构建了药品不良反应监测体系，并通过了《药品生产质量管理规范》和《药品经营质量管理规范》的认证，但药品事故仍时有发生。例如2016年假心脑血管疾病常用药事件、2009年糖脂宁事件、2007年甲氨蝶呤事件、2005年泗县发生甲型肝炎疫苗事件等，这些药品不良事件的不断发生足以说明，我国仍无法有效开展药品安全突发事件的预警和控制。因此，如何科学有效地开展此类突发事件的及时预警，保障人民群众的身体健康和安全，已成为亟待解决的重大问题。

（2）社会舆情

目前，关于公共事件中舆情治理的研究较多。陈晨[7]提出舆情危机管理系统，通过监测预警、应急中枢、信息公开三合一，实现社会舆论的全面治理。张小明等[8]提出网络舆情快速响应机制，通过对网络舆情的监测、跟踪和引导，实现网络舆情的及时响应和治理。此外，有学者从大数据的角度研究社会舆论治理。喻国明[9]以百度海量搜索数据处理为例，提出构建社会舆情指数的大数据方法。张志安等[10]提出创新舆情采集方式，通过大数据转变舆情引导机制，实现舆情管理。在食品安全突发事件和社会舆论管理方面，也取得了一些研究成果。吴林海等[11]通过对近年来食品安全事件的调查研究，分析了网络食品安全舆情的内涵、特征、产生和传播规律，并提出了舆情预警和引导机制。张杰、张文胜[12]提出在社会共治框架下，充分发挥食品安全智库优势，构建科学完善的食品安全突发事件多元治理体系。

综上所述，在公共事件和食品药品突发事件社会舆论治理方面均取得一些成果。然而，利用大数据技术对食品药品突发事件进行社会舆情治理的研究相对较少。

（3）远程监督

基于远程监督学习的关系抽取技术，在监督关系抽取方法的基础上，将训练集与现有远程知识库对齐，自动对训练集进行标注，保证了抽取性能，大大降低了标注成本，适用于开源情报信息的提取[13]。Zeng等[14]首先将深度学习模型应用于远程监督关系抽取，提出了PCNN-MIL模型，采用分段池化策略和多实例学习方法进行关系抽取，效果远优于传统模型。Lin等[15]在Zeng等人的基础上提出了PCNN-ATT模型，引入注意机制，为句袋中的每个句子分配动态权重，通过加权求和得到句袋向量表示，进行分类。Ji等[16]在此基础上引入实体描述信息，为模块学习到更好的实体表示，有效提高了关系抽取的性能。这些深度学习方法大大地提升了远程监督关系抽取的性能，但抽取性能仍受到错误标注问题的限制，仍有很大的改进空间，且长句的学习提取效果较差。

（4）信息抽取

国内信息抽取的研究起步较晚，但目前在关系抽取方面已经取得一些成果。邓擘等[17]在模式匹配技术的基础上引入词汇语义匹配技术，抽取中文实体关系，并比较词汇语义模式匹配技术和通用模式匹配技术在中文实体关系提取任务中的性能。实验结果表明，词汇语义模式匹配技术比通用模式匹配技术更适合处理中文实体关系抽取任务。姜吉发等[18]提出基于自举的二元关系和二元关系模式获取方法BRPAM，该方法根据用户最初给出的几种二元关系种子，从自由文本集中提取更多的二元关系。刘克彬等[19]实现了基于核函数的中文实体关系自动抽取系统，应用改进的语义序列核函数，结合KNN机器学习算法构造分类器，对关系类型进行分类和标注。黄鑫等[20]提出结合中文词法、句法和语法基本特征进行关系抽取任务，以ACE2005的中文语料为测试数据，F1值达到72.77%。甘丽新等[21]提出基于句法语义特征的实体关系抽取方法，融合句法关系组合特征和句法依赖动词特征项，并采用SVM分类器方法，实验表明该方法具有较高的性能。车万翔等[21]以2004年ACE评测训练数据为实验数据，采用基于特征向量的Winnow和SVM两种机器学习算法提取实体关系，指出找到好的特征是解决关系提取问题的关键。总之，信息抽取方面的研究已取得可观成就。

4.1.3　研究的基本内容和拟解决的主要问题

本课题拟采用基于特征向量的机器学习算法支持向量机（SVM）开展药品安全舆情的实体关系抽取的研究。具体研究内容：（1）数据获取及预处理；（2）分词处理，语料标注；（3）将语料转化成计算机可以识别的语言；（4）支持向量机SVM模型实现实体关系抽取。

在这个过程中，拟解决的问题有以下两点：（1）对带有标签文本通过清理得到纯文本，将分词后的语料进行标注；（2）将语料转换成计算机可以识别的二进制数据，进行特征向量的选择。

4.1.4　研究方法及措施

针对问题（1），采用jieba分词工具对文本进行分词。手动标注语料，标注出文本中实体的位置以及实体类别。

针对问题（2），用one-hot编码将语料数字化，根据实体之间的数量、实体在文本中的位置，完成特征向量的选择。

4.2　基于SVM的药品安全舆情的实体关系抽取

4.2.1　jieba中文分词

爬取的语料中一般包含一些无关数据，为减少无用信息对模型的干扰，对数据进行清洗、分词、去除停用词等预处理。数据清洗指丢弃与药品安全舆情没有关联的信息。分词指按照一定的规则把句子分割成单个词的过程，本章采用jieba分词工具。分词处理后的文本仍有一些介词、语气词等，再采用停用词典进行过滤。

1.分词模式

```
import jieba
# 全模式
text = "松滋市食品药品监督管理局对松滋市某药店涉嫌销售假药立案调查"
seg_list = jieba.cut（text，cut_all=True)
print（u"[全模式]: ", "/ ".join（seg_list））
# 精确模式
seg_list = jieba.cut（text，cut_all=False）
print（u"[精确模式]: ", "/ ".join（seg_list））
# 搜索引擎模式
seg_list = jieba.cut_for_search（text）
print（u"[搜索引擎模式]: ", "/ ".join（seg_list））
```

运行结果如下：

[全模式]: 松滋市/食品/药品/食品药品/监督/管理局/监督管理局/对/松滋市/某药店/涉嫌/销售/假药/立案/调查
[精确模式]: 松滋市/食品药品/监督管理局/对/松滋市/某药店/涉嫌/销售/假药/立案/调查
[搜索引擎模式]: 松滋市/食品药品/监督/管理/管理局/对/松滋市/某/药店/涉嫌/销售/假药/立案/调查

2.去除停用词

停用词主要针对句子中一些例如"的""是""而且"等连接词，在处理自然语言文本数据时，需要将这些词进行过滤处理，以达到节省空间的作用，这对提高检索效率有一定的帮助。

```
import jieba
# 去除停用词
stopwords = {}.fromkeys（['的', '包括', '等', '是']）
text = "匹伐他汀用于治疗高胆固醇血症、家族性高胆固醇血症，属于第三代他汀类药物。"
# 精确模式
segs = jieba.cut（text，cut_all=False）
final = "
for seg in segs:
        if seg not in stopwords:
                final += seg
print （final）
seg_list = jieba.cut（final，cut_all=False）
print （"/ ".join（seg_list））
```

运行结果：

匹伐他汀用于治疗高胆固醇血症、家族性高胆固醇血症，属于第三代他汀类药物。
匹伐他汀/用于/治疗/高胆固醇血症/、/家族性/高胆固醇血症/，/属于/第三代/他汀类药物/。

4.2.2 Word2Vec原理

1.词向量概述

NLP（自然语言处理）里面，最细粒度是组成句子、段落和章节的词语。例如，x作为一个句子中的词语，通过输入到语言模型g中进行转换，输出y得到x的某种向量化的表示，该种表示即为词向量。

Word2Vec是一种语言训练模型，CBOW和Skip-gram这两种模型的共同点都是由输入层、发射层和输出层组成。CBOW是通过上下文对词语估算的语言模型，而Skip-gram则相反，它是由词语估算上下文的语言模型。Skip-gram中心词的向量结果相比之下更加准确，因此本章选用Skip-gram模型来提高词向量的训练效率。

2.Skip-gram 模型

（1）Skip-gram模型

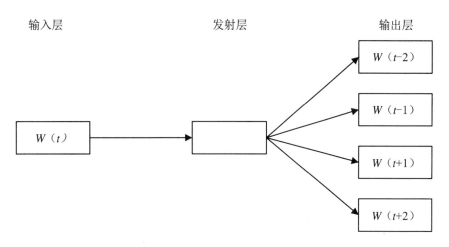

图 4-17 Skip-gram 模型

其中，$w(t)$ 为当前词，$w(t-1)$、$w(t-2)$、$w(t+1)$、$w(t+2)$ 为上下文，通过 $w(t)$ 当前词去预测上下文的概率。假设有一组词序列 $\{w_1, w_2, w_3, \cdots, w_T\}$，则Skip-gram模型训练的目标函数：

$$L = \frac{1}{T}\sum_{t=1}^{T}\sum_{-c \leqslant j \leqslant c} \log p\left(w_{t+j}\middle|w_t\right)$$

其中，c 是上下文的窗口大小，c 值越大，得到的训练样本越多，结果的精度也越高。Skip-gram模型使用softmax函数定义 $p(w_0|w_i)$：

$$p\left(w_0\middle|w_i\right) = \frac{\exp\left(v'_{w_0}{}^{\mathrm{T}} v_{w_i}\right)}{\sum_{w=1}^{W}\exp\left(v'_{w}{}^{\mathrm{T}} v_{w_i}\right)}$$

（2）算法流程

Step1：进行one-hot编码。将语料转化成二进制的编码形式。例如分词后的句子：["匹伐他汀"，"用于"，"治疗"，"高胆固醇血症"]，进行如下编码：

匹伐他汀：[1,0,0,0,0]
用于：[0,1,0,0,0]
治疗：[0,0,1,0,0]
高胆固醇血症：[0,0,0,1,0]

Step2：遍历句子选取中心词。如："匹伐他汀用于治疗高胆固醇血症"，假设遍历到"治疗"这个词语，window_size=1（window_size=n，则这个window中包括中心词前后各n个单词）。window中将获得两组（input word，output word），分别是：（治疗，用于），（治疗，高胆固醇血症）。

Step3：输出层使用softmax，将输出向量映射到了一个概率分布。这个概率表示词典中的每个词是output word的可能性，后优化参数，最大化概率，就完成了对数据的训练。

4.2.3 支持向量机SVM

1.算法概述

SVM[23-24]是Vapnik在1995提出的基于统计学习理论的机器学习方法。SVM本质上是特征空间上的间隔较大的线性分类器，其学习的目的是寻找类别间隔最佳的分类线，最终转化成二次规划问题的求解。SVM理论依据可靠，适用于中小规模，是一类较好的学习模型。

本章采用SVM的线性分类方法实现实体关系的抽取。假设有训练集(x_i, y_i)，（$i=1$，2，$\cdots$，n，$x \in \mathbf{R}^n$，$y \in \{+1, -1\}$）。若存在超平面$w(x-b)=0$可以将两个类别分开，并且使它们的距离足够大，则距离最大的平面为最优超平面，如图4-18所示。

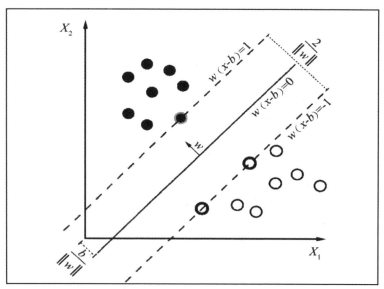

图 4-18　SVM 线性分类原理图

如图4-18所示，实心圆、空心圆分别表示两个类别，两个类别分类边界线分别为

$$w(x_i - b) = 1$$
$$w(x_i - b) = -1$$

这两条分类边界线的距离为 $\dfrac{2}{\|w\|}$，假如求最大分类间隔，相当于求 $\|w\|$ 最小值。在使用SVM分类的时候，假设其中所有类别的点都在边界线之外，即所有的点均满足：

$$w(x_i - b) \geq 1，其中 y_i = 1$$
$$w(x_i - b) \leq -1，其中 y_i = -1$$

将两公式合并为

$$y_i(wx_i) \geq 1，其中 i=1, \cdots, n$$

目标函数的约束条件就是这个公式，这样将求最大间隔问题变成二次规划问题。可以使用拉格朗日求解这个问题。拉格朗日函数为

$$L(w,b,a) = \frac{1}{2}w^{\mathrm{T}}w - \sum_{i=1}^{N}\alpha_i\left[y_i(w(x_i - b)) - 1\right]$$

其中 α 不等于0，对 w、b 求导，求解拉格朗日函数可得

$$L(w,b,a) = \sum_{i}^{N}\alpha_i - \frac{1}{2}\sum_{i=1}^{N}\sum_{j=1}^{N}\alpha_i\alpha_j y_i y_j x_i^{\mathrm{T}}x_j$$

最后结果分析，其中 α 为乘子，y_i 为+1或-1，$L(w, b, \alpha)$ 只取决于训练样本 $x_i^{\mathrm{T}}x_j$ 的两两点乘。所谓对模型的训练就是在已知 x 和 y 的情况下，通过SVM方法求出边界线上的 α、w、b。

2.算法流程

算法执行过程如下：

Step1：训练前的数据预处理：

　　process（config.data_path，config.out_path，predict_file）：文件的预处理

　　total_y_pred = predict（predict_dataloader，model，device，config）：关系预测

Step2：算法训练及保存：

　　train（epoch，device，train_dataloader，model，optimizer，criterion，config）：算法训练

　　model_name = model.save（epoch=epoch）：算法模型保存Python manage.py runserver 0.0.0.0：8000

Step3：用保存的模型对测试集文档进行关系抽取，输出每个测试文档的抽取结果：

　　Step3.1：pycharm点开Terminal，cd命令，进入venv下面的Scripts目录下输入acticate激活虚拟环境。

　　Step3.2：主目录dproject，输入Python manage.py runserver 0.0.0.0：8000 启动环境。

　　Step3.3：浏览器输入127.0.0.1：8000/index。

　　Step3.4：提交csv格式文件，输出关系抽取结果。

4.3 实验设计与结果分析

4.3.1 实验设计

1.实验环境

在PC上搭建完整的实验环境，以保证后续算法顺利运行。其具体实验软硬件环境如表4-5所示。

表4-5　实验环境

硬件配置	Intel（R）　Core（TM）　i5-10210U CPU @ 1.60GHz 2.11GHz
	内存：8.0GB
	外部存储：硬盘500G
软件环境	操作系统：Windows10
	Java环境：JDK1.8，环境
	开发工具：pycharm
	Python版本：3.7.3

2.实验环境搭建

（1）在上述PC中安装Python3.7.3。

（2）安装pycharm并调试运行平台。

Step1：命令窗口输入pip3 install django回车，开始下载。
Step2：项目创建流程：
　　Step2.1：命令窗口中输入django-admin startproject relationProject（项目名）
　　Step2.2：命令窗口中输入django-admin startapp app　创建app项目
Step3：命令窗口中输入Python manage.py runserver命令来启动项目

（3）Django框架搭建步骤。

4.3.2 实验数据

1.数据源选择

在自然语言处理过程中，数据获取是所有任务开展的前提，数据集的质量直接影响实验结果，所以数据源的选择很重要。本章爬取中国新闻网、新华网、中国青年网、正义网、搜狗微信等网页，以药品安全舆情为关键词进行搜索，结果如图4-19和图4-20所示。以上网站内容具有权威性，知识涵盖面广泛。

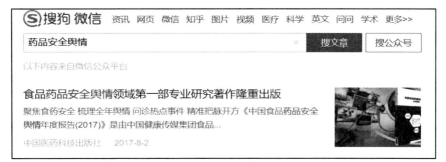

图 4-19　数据来源中国搜索

图 4-20　数据来源搜狗微信

2.数据爬取

由于没有与药品安全舆情相关的数据库，需要爬取相关网站获取语料。本章爬取新华网、中国青年网、正义网、搜狗微信等网页，以新华网为例，具体爬取过程如下：

> Step1：获取页面所有url。通过对新华网页面结构的观察与分析，发现新华网采用了动态ajax技术，所以采用Selenium自动化测试工具获取到整个文本的html，存储到xinhuapage文本中
>
> Step2：正则匹配。在得到所需的文本后，通过Python自带的re库对文本进行正则匹配，得到所有的url统一资源定位系统，并采用字典形式存储。
>
> Step3：解析文本。之后通过for循环，使用requests库和XPATH定位对每个url进行分析，爬取出所有的文本内容、文本标题、文本发布时间和url，并保存成json格式，即得到新华网关于制售假劣药品的生语料。如表4-6是爬取的部分语料，爬取了url、title、date和context四个标签。

表 4-6　新华网语料

URL	TITLE	DATE	CONTEXT
http://www.cdr-adr.org.cn/drug_1/aqjs_1/drug_aqjs_smssgg/202003/t20200318_47212.html	国家药监局关于注销羟布宗片药品注册证书的公告（2020年第31号）	来源:国家药监局发布日期：2020-03-18	根据《中华人民共和国药品管理法》第八十三条规定，国家药品监督管理局组织对羟布宗片进行了上市后的评价，评价认为羟布宗片存在严重不良反应，在我国使用风险大于获益，决定自即日起停止羟布宗片在我国的生产、销售和使用，注销药品注册证书（药品批准文号）。已上市销售的羟布宗片由生产企业负责召回，召回产品由企业所在地药品监督管理部门监督销毁。特此公告

（续表）

URL	TITLE	DATE	CONTEXT
http://www.cdr-adr.org.cn/drug_1/aqjs_1/drug_aqjs_smssggg/202001/t20200122_47075.html"	国家药监局关于修订甲磺酸阿帕替尼片说明书的公告（2020年第8号）	来源：国家药监局发布日期：2020-01-22	为进一步保障公众用药安全，国家药品监督管理局决定对甲磺酸阿帕替尼片说明书【不良反应】、【注意事项】等项进行修订。现将有关事项公告如下：一、所有甲磺酸阿帕替尼片生产企业均应依据《药品注册管理办法》等有关规定，按照甲磺酸阿帕替尼片说明书修订要求（见附件），提出修订说明书的补充申请，于2020年3月10日前报省级药品监管部门备案。修订内容涉及药品标签的，应当一并进行修订；说明书及标签其他内容应当与原批准内容一致。在补充申请备案后6个月内，对所有已出厂的药品说明书及标签予以更换。上述甲磺酸阿帕替尼片生产企业应当对新增不良反应发生机制开展深入研究，采取有效措施做好使用和安全性问题的宣传培训，涉及用药安全的内容变更要立即以适当方式通知药品经营和使用单位，指导医师、药师合理用药。二、临床医师、药师应当仔细阅读甲磺酸阿帕替尼片说明书的修订内容，在选择用药时，应当根据新修订说明书进行充分的效益/风险分析

3.数据预处理

（1）jieba分词

jieba分词工具集规则和统计为一体，支持多模式分词。本章在语料处理过程中使用该工具对获得的文本进行分词、停词处理。

表4-7　jieba分词模式

模式	描述	例子
精确模式	尽量将句子准确地切分，适用于文本分析	松滋市/食品药品/监督管理局/对/松滋市/某药店/涉嫌/销售/假药/立案/调查
全模式	快速扫描出一个句子中所有可能的词语，但它不能解决歧义	松滋市/食品/药品/食品药品/监督/管理局/监督管理局/对/松滋市/某药店/涉嫌/销售/假药/立案/调查
搜索引擎模式	在精确模型的基础上，对长词进行再次分割，提高召回率，适合搜索引擎分割	松滋市/食品药品/监督/管理/局/对/松滋市/某/药店/涉嫌/销售/假药/立案/调查

（2）语料标注

由于只关注实体之间的关系，所以要求每个句子至少有两个实体，再一次过滤掉只包含一个实体的句子。最后对清洗后的数据集进行手动标注，如表4-8所示。输入的句子用sentence表示，句子中两个实体之间的关系表示为relation。第一个实体名称用head表示，第一个实体类别表示为head_type，第一个实体在句子中的位置用head_offset表示；用tail表示第二个实体名称，用tail_type表示第二个实体类别，用tail_offset表示第二个实体在句子中的位置。得到标记句子共510个，关系类型包括生产、治疗、监督检查3种，训练语料库和测试语料库的比重统计如表4-9所示。

表 4-8　实验数据

sentence	relation	head	head_type	head_offset	tail	tail_type	tail_offset
四川科瑞德制药以新注册分类报产的丙戊酸钠注射液、米库氯铵注射液相继进入行政审批阶段	行政审批	四川科瑞德制药	公司	0	丙戊酸钠注射液	药品	16
四川省药品监督管理局称近日该局收到广西壮族自治区药品监督管理局请求对其辖区内生产企业广西凌云县制药有限责任公司生产的品种复方金银花颗粒进行下架并协助召回	生产	广西凌云县制药有限责任公司	公司	42	品种复方金银花颗粒	药品	62
匹伐他汀用于治疗高胆固醇血症、家族性高胆固醇血症，属于第三代他汀类药物	治疗	匹伐他汀	药品	0	高胆固醇血症	疾病	8
松滋市食品药品监督管理局对松滋市某药店涉嫌销售假药立案调查，经鉴定，涉案"阿司匹林肠溶片"为假药	调查	松滋市食品药品监督管理局	机构	0	松滋市某药店	公司	13

表 4-9　语料关系类型统计

关系类型	关系子类型	训练语料	测试语料
生产	批生产记录　研发　推出　开发	150	50
治疗	镇静作用　抑制　预防	85	40
监督检查	通报　通知　通告　调查　行政审批	125	60
总计		360	150

4.实体关系抽取

基于SVM的实体关系抽取模型包括数据预处理、词向量表示、SVM训练及测试三个模块，具体处理流程如图4-21所示。

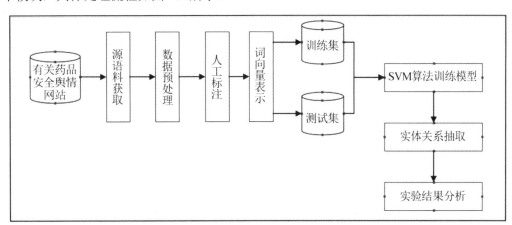

图 4-21　基于 SVM 的实体关系抽取模型

4.3.3 实验结果与分析

1.评价指标

本章采用准确率P（Precision）、召回率R（Recall）和F1值（F1value）作为评价标准：

$$Precision = \frac{被正确抽取属于关系R\ 的关系实例数}{所有被抽取为属于关系R\ 的关系实例数}$$

$$Recall = \frac{被正确抽取属于关系R\ 的关系实例数}{所有被抽取属于关系R\ 的关系实例数}$$

$$F1 = \frac{2 \times Precision \times Recall}{Precision + Recall}$$

2.实验结果及可视化

（1）实验结果呈现

随机选取一部分实验数据作为训练数据，其余部分作为测试数据。现利用基于SVM算法和基于Bootstrapping算法进行训练和识别，得到表4-10所示的结果。

表4-10　实体关系抽取实验结果

算法	训练数据	测试数据	Precision	Recall	F1value
基于SVM算法	1/4	3/4	75%	71%	73%
	1/2	1/2	79%	72%	75%
	3/4	1/4	82%	79%	80%
基于Bootstrapping算法	1/4	3/4	55%	52%	53%
	1/2	1/2	69%	66%	68%
	3/4	1/4	73%	72%	72%

通过实验结果可知，两种算法相比，SVM在样本数量较少时比Bootstrapping抽取的效果更好一些，从正确率和召回率来看，SVM算法仍然更有效，因此，利用支持向量机实现实体关系抽取更能提高抽取的性能。

（2）实验结果可视化

实验在药品安全舆情数据集上训练相关模型，运用Python的Web框架Django构建实体关系抽取界面。Django框架是遵循MVC设计模式的框架，但在Django中，采用的是MTV模式，该模式由模型（Model）、模板（Template）和视图（Views）构成，先由用户输入信息，再通过控制器接收信息并自动处理。它们各自的职责如表4-11所示。

表4-11　Django 框架说明

层次	职责
模型（Model），即数据存取层	该层处理与数据相关的所有事务：如何存取，如何验证有效性，包含哪些行为以及数据之间的关系等
模板（Template），即表现层	该层处理与表现相关的决定：如何在页面或其他类型文档中进行显示
视图（View），即业务逻辑层	该层包含存取模型及调取恰当模板的相关逻辑，可看作模型与模板之间的桥梁

图4-22是药品安全舆情实体关系抽取界面，项目启动步骤如下：

Step1：pycharm点开Terminal。
Step2：cd命令，在venv下面的Scripts目录下输入acticate，激活虚拟环境。
Step3：回到主目录dproject，输入Python manage.py runserver 0.0.0.0：8000，启动环境。
Step4：浏览器输入127.0.0.1：8000/index。
Step5：本地上传csv格式的测试数据，点击提交，在文本框中显示关系抽取结果。

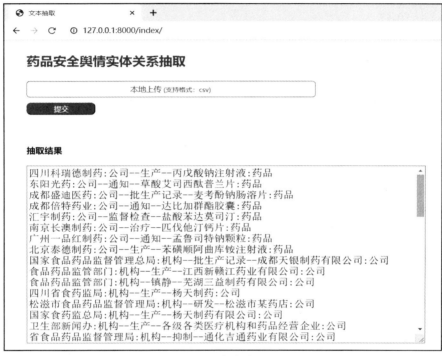

图 4-22　实验结果

4.4　本章小结

　　本章基于国内外药品安全舆情发展现状及相关理论基础的研究，确定采用SVM算法提取药品安全舆情实体关系。以药品安全舆情作为主题词，从新华网、求实网和中国新闻网等网站爬取相关数据，对数据进行清洗后，作为实验数据源。人工标记出实体间关系类别，通过基于机器学习的算法模型提取文本信息的实体关系，得到良好的实验结果。虽然该模型取得了一定的效果，但总体准确率和召回率并不理想。其次，由于本研究是关于药品安全舆情的数据信息，没有标准的数据集，虽得到了实验结果，但实用性差，并不能根据算法模型完整地提取出需要的关键信息。因此，如何提高模型的准确率和召回率是后续的研究重点。

本章参考文献

[1] 熊先兰，罗广源.大数据背景下食品药品突发事件社会舆情治理对策探讨[J].湖南科技大学学报（社会科学版），2020，23（3）：170-177.

[2] 潘琪，王广平.我国药品安全网络舆情现状及应对措施[J].医药导报，2015，34（4）：562-564.

[3] 王博，王侃，王成刚，等.面向新闻领域的中文实体关系抽取[J].电讯技术，2021，61（1）：50-57.

[4] 崔博文，金涛，王建民.自由文本电子病历信息抽取综述[EB/OL].（2021-03-19）. http：//kns.cnki.net/kcms/detail/51.1307.TP.20210105.1351.004.html.

[5] 曹康泰.突发公共卫生事件应急条例释文[M].北京：中国法制出版社，2003.

[6] 刘喜文. 基于利益相关者理论的突发事件案例知识库组织研究[D].南京：南京大学，2015.

[7] 陈晨. 从突发公共危机事件看地方政府应对网络舆情能力建设[J].经济研究导刊，2011（4）：211-212.

[8] 张小明，贾寒智. 建立健全网络舆情快速反应机制[J].中国应急管理，2010（7）：21-24.

[9] 喻国明.构建社会舆情总体判断的大数据方法——以百度海量搜索数据的处理为例[J].新闻与写作，2013（7）：67-69.

[10] 张志安，曹艳辉.大数据、网络舆论与国家治理[J]. 社会科学，2016（8）：3-12.

[11] 吴林海，钟颖琦，洪巍，等. 基于随机n价实验拍卖的消费者食品安全风险感知与补偿意愿研究[J].中国农村观察，2014（2）：60-72.

[12] 张杰，张文胜. 食品安全智库参与食品安全网络舆情治理研究[J]. 食品研究与开发，2015（15）：143-146.

[13] Mintz M，Bills S，Snow R，et al. Distant Supervision for Relation Extraction without Labeled Data [C]//Proceedings of the Joint Conference of the 47th Annual Meeting of the ACL and the 4th International Joint Conference on Natural Language Processing of the AFNLP. Suntec，Singapore，2009：1003-1011.

[14] Zeng D，Liu K，Chen Y，et al. Distant Supervision for Relation Extraction via Piecewise Convolutional Neural Networks [C]// Proceedings of the 2015 Conference on Empirical Methods in Natural Language Processing. Lisbon，Portugal，2015：1753-1762.

[15] Lin Y，Shen S，Liu Z，et al. Neural Relation Extraction with Selective Attention over Instances [C]// Proceedings of the 54th Annual Meeting of the Association for Computational Linguistics. Berlin，Germany，2016：2124-2133.

[16] Ji G，Liu K，He S，et al. Distant Supervision for Relation Extraction with Sentence-Level Attention and Entity Descriptions [C]//Thirty-First AAAI Conference on Artificial Intelligence，2017.

[17] 邓擘，樊孝忠，杨立公. 用语义模式提取实体关系的方法[J]. 计算机工程，2007，33（10）：212-214.

[18] 姜吉发，王树西.一种自举的二元关系和二元关系模式获取方法[J].中文信息学报，2005，19（2）：71-77.

[19] 刘克彬，李芳，刘磊，等. 基于核函数中文关系自动抽取系统的实现[J].计算机研究与发展. 2007，44（8）：1406-1411.

[20] 黄鑫，朱巧明，钱龙华，等. 基于特征组合的中文实体关系抽取[J]. 微电子学与计算机，2010，27（4）：198-200，204.

[21] 甘丽新，万常选，刘德喜，等. 基于句法语义特征的中文实体关系抽取[J]. 计算机研究与发展，2016，53（2）：284-302.

[22] 车万翔，刘挺，李生.实体关系自动抽取[J].中文信息学报，2005，19（2）：1-6.

[23] 吉琨，王海艳，王汝传.一种基于灰色系统理论的主观信任评估方法[J].计算机技术与发展，2010，20（4）：109-112.

[24] 徐兰芳，胡怀飞，桑子夏，等.基于灰色系统理论的信誉报告机制[J].计算机网络与信息安全，2007，18（7）：1730-1737.

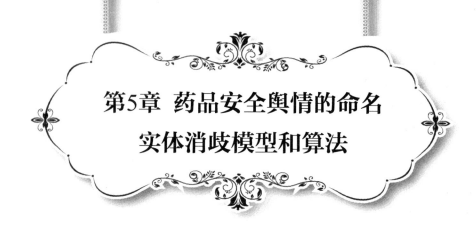

第5章 药品安全舆情的命名实体消歧模型和算法

随着媒介技术的发展，药品安全舆情日益复杂多变。经过命名实体识别技术生成的药品安全舆情的实体选项可能有多个，因此需要对候选实体进行消歧。本章所用的数据集来自中国知网和舆情管理理论等。该数据集主要记录一组药品安全舆情在不同上下文有不同的意思，主要采用该数据集进行聚类研究分析。首先对数据集进行识别和分类，再进行TF-IDF向量训练，在研究聚类算法时采用KMeans算法，对药品安全舆情实体进行识别，计算余弦相似度。对于舆情数据集诊断结论为两个，设定两个中心点进行聚类分析，根据实验结果预测数据消歧结论。

5.1　绪论

5.1.1　研究背景与意义

1.研究背景

药品安全问题一直以来受到广大民众的关注。我国药品突发事件频频发生，而传统媒体的升级造就了一个与以往截然不同的舆情演化环境。伴随着大数据技术的发展以及整合、分析和监测方面的优势，运用大数据技术对舆情进行治理成为必然[1]。新媒体的出现使公民有了话语权，在食品药品安全的监管中更起到了重要作用[2]。研究过程中，药品安全舆情方面的深度解读[3]、食品药品安全[4]及功能预测[5]、命名实体消歧方面的实体关系[6]、关系抽取[7]及相似度计算[8]等，可以了解到目前我国药品安全舆情的走势及命名实体消歧的应用。

在这个信息时代，每个人的生活都离不开互联网。作为这一特征的主要表现形式，各种新式媒体层出不穷，每天都能产生海量的数据，自然语言处理技术在信息检索、机器翻译等技术中发挥了巨大的作用，然而这些技术的效果还不能令人完全满意，其中重要的影响因素就是广泛存在于文本中的歧义性[9]。为了解决这个问题，命名实体消歧技术最近受到了越来越多的关注。在自然语言处理任务中，命名实体指人名、地名、组织机构的名称[10]。命名实体中的歧义性是广泛存在的，比如"乔丹"可以是篮球运动员，同时也可以是运动品牌。命名实体消歧技术是指根据命名实体的上下文信息准确推断出它的正确指代，这项技术的推进，对自然语言处理应用产生了极大的影响[11]。

2.研究意义

实体消歧主要是指一个词可能含有多个意思，不同的上下文表达的含义可能也不一样[12]。药品安全舆情是媒体热点，并且已经引起了人们的普遍关注。大量数据的产生，导致药品安全舆情的命名实体消歧是当下不可避免的一种现象。通过数据技术和算法模型，对数据集进行训练，得到满足于消歧的语料，可以防患于未然，是大数据时代企业舆情管理的最新研究。命名实体消歧的意思是解决文本中广泛存在的名称歧义问题，经过命名实体识别生成的药品安全舆情的实体可能有多个候选项，因此需要对候选实体进行消歧，得到最为准确的实体指称项。从药品安全舆情命名实体消歧的角度看，实体消歧实际上是对数据之间的推理和处理，是从已有的数据中进行深层次的挖掘，找到最合适的匹配对象。因此，对药品安全舆情命名实体消歧算法的研究具有重要的现实意义。

5.1.2　国内外研究现状

1.研究资料与方法

（1）数据来源及研究工具

本章数据源自中国知网（CNKI），主题为药品安全舆情，共得到52篇文献，排除了4篇文章，最终计量分析的样本量为48篇。主题为命名实体消歧，检索年限从2004—2021年，检索日期为2021年1月22日，共得到原始文献52篇。用CiteSpace5.7对上述特定文献集合的论文作者、机构及关键词等元素进行可视化分析。一个是聚类模块指数Q，另一个是聚类轮廓指数S[13]。

（2）研究过程

本研究将获取的文献以RefWorks格式下载，转换成CiteSpace认可的CNKI格式导入。将节点设置为作者、机构和关键词，依次进行合作网络分析和共现聚类分析。将作者、机构和关键词的TopN阈值设置为50，不进行修剪。

2.研究概况

（1）年度发文量分析

在中国知网以"命名实体消歧"为主题词，统计得出相关文献共计57篇，年份分布如图5-1所示。自2004—2021年，文献量呈缓慢增长趋势，平均6篇/年；2013—2015年、2017—2018年，文献量增长迅速，说明在此期间命名实体消歧迅速引起研究者的关注。

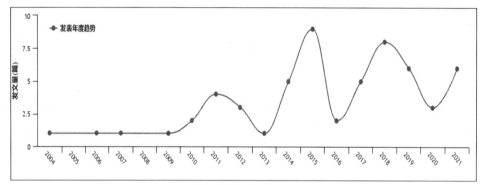

图5-1　2004—2021年命名实体消歧CNKI文献量年份分布图

（2）作者分析

本研究发文最多的作者是杨雪、陈俊杰、牛彦清、姜喜秋、杨光和段利国，发文量2篇（见表5-1）。可认为目前我国命名实体消歧研究已经形成稳定的核心团队。

表5-1　2012—2021年"命名实体消歧"核心作者

序号	作者	单位	第一作者发文量
1	杨雪	北京邮电大学	2
2	陈俊杰	太原理工大学计算机科学与技术学院	2
3	牛彦清	太原理工大学计算机科学与技术学院	2
4	姜喜秋	兰州理工大学	2
5	杨光	哈尔滨工业大学	2
6	段利国	太原理工计算机科学与技术学院	2

图谱节点数为79，连线数为66，密度为0.0214，高频作者合作图谱如图5-2所示。结果显示：主要的作者合作群共有4个，早期有杨雪、陈俊杰-牛彦清、姜喜秋-王旭阳团队，晚期有赵军-徐波-于浩-刘非凡团队。早期研究团队核心成员较少，合作强度不大。

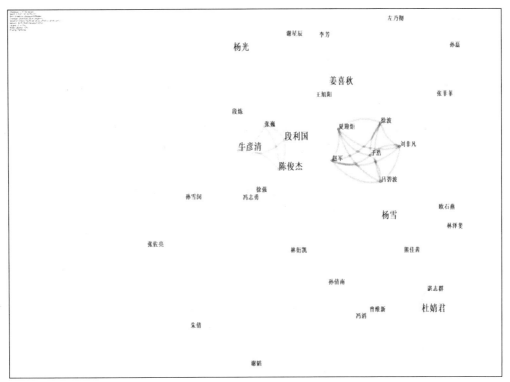

图5-2　2004—2021年命名实体消歧CNKI文献高频作者（≥1）合作图谱

（3）研究机构分析

在CiteSpace节点类型中选择"Institution"，其他使用默认参数。依核心团队p满足$p \geq 0.749\sqrt{p_{\max}}$。得出图谱节点数为19，连线数为7，密度为0.0409，高频机构合作文献量图谱如图5-3所示。

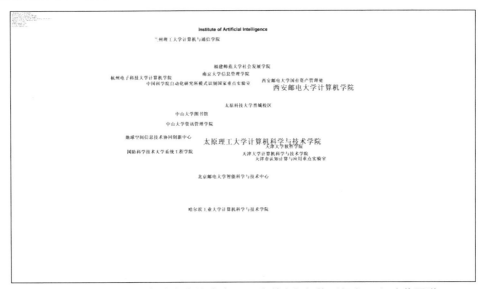

图5-3　2012—2021年命名实体消歧CNKI文献高频机构（频次≥1）合作图谱

3.研究热点

（1）关键词共现

关键词共现可直观展示出关键词的关注度与关联度。命名实体消歧根据图表分析得出，共现频次≥4的关键词共计61个，其中频次与中心性排名前十的关键词如表5-2所示；图谱节点数为154，连线数为288，密度为0.0244，高频关键词共现图谱如图5-4所示。可见在命名实体消歧领域，命名实体识别为最早出现的关键词之一，中介中心性排名第二（0.34），是命名实体消歧的关键节点，为早期最重要的研究内容，是近年不容忽视的新兴研究方向。

表5-2　2012—2021年命名实体消歧CNKI 文献排名前十的关键词

序号	频次	关键词	中介中心词	关键词
1	12	命名实体消歧	0.77	命名实体消歧
2	8	命名实体	0.34	命名实体识别
3	8	命名实体识别	0.29	信息抽取
4	6	实体链接	0.25	命名实体
5	5	自然语言处理	0.18	中文信息处理
6	5	知识库	0.17	半监督学习
7	5	维基百科	0.17	产品实体识别
8	4	信息抽取	0.17	众包计算
9	4	消歧	0.16	实体链接
10	4	聚类	0.16	深度学习

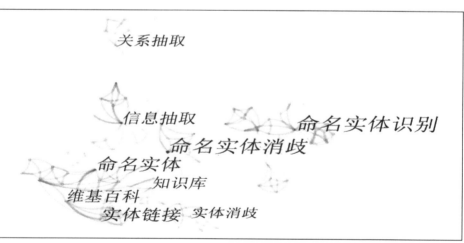

图5-4　2004—2021年命名实体消歧CNKI文献高频（频次≥4）关键词共现图谱

（2）关键词共现聚类

如图5-5所示，Q值=0.7765，S值=0.9304，即Q值0.7765>0.3且S值0.9304>0.5，所以得出结论样本关键词聚类结构显著，聚类是有效的。由表5-3可知，10个聚类内容也囊括了七大方向。各个聚类内容相互呼应，展现了在命名实体方面的功能预测以及关系抽取。

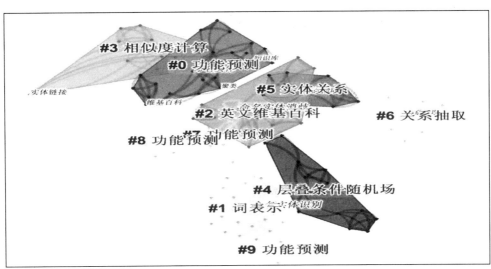

图5-5　2012—2021年命名实体消歧CNKI文献关键词聚类图谱

表5-3　2012—2020年命名实体消歧CNKI文献关键词聚类表

序号	规模	轮廓值	主要内容	标签	时间
#0	20	1	功能预测	词义消歧网络警情；命名实体消歧；命名实体；人名消歧	2016
#1	20	0.977	词表示	词主体；词相似度；关系相似度；实体识别	2015
#2	18	0.963	维基百科	功能预测；中文信息抽取；实体信息；消歧	2013
#3	13	0.889	相似度计算	命名实体；维基百科；信息抽取；中文信息抽取	2011
#4	13	0.886	层叠条件随机场	产品名实体识别；层叠条件随机场；词向量；实体规范化；层叠条件随机场	2014
#5	11	0.783	实体关系	实体关系；信息抽取；自然语言处理；人名消歧	2011
#6	9	0.701	关系抽取	实体消歧；实体链接；命名实体	2016

4.研究前沿

关键词突现分析可以筛选某个时间段频数激增的关键词，突现关键词图谱如图5-6所示。2004—2020年的文献以中文信息处理、命名实体研究为主，以消歧、深度学习为研究的热点领域，且一直持续到2012年。自2009年，随着科学技术的进步，消歧成为理论研究的热点，研究者更加关注中文维基百科、词义消歧相关领域。

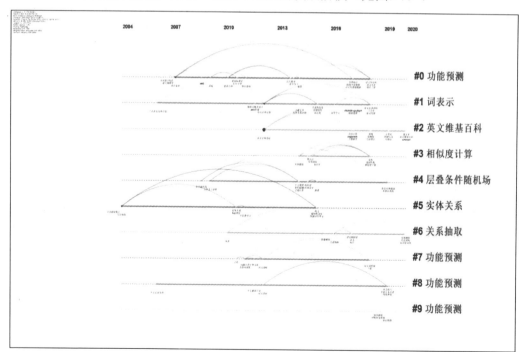

Top 10 Keywords with the Strongest Citation Bursts

Keywords	Year	Strength	Begin	End	2004 - 2020
中文信息处理	2004	1.24	**2006**	2013	
最大熵模型	2004	1.26	**2007**	2009	
命名实体	2004	1.25	**2007**	2011	
消歧	2004	1.43	**2009**	2011	
问题分类	2004	1.13	**2011**	2012	
支持向量机	2004	1.13	**2011**	2012	
中文维基百科	2004	1.26	**2012**	2013	
词义消歧	2004	1.2	**2012**	2013	
深度学习	2004	1.32	**2016**	2018	
关系抽取	2004	1.01	**2016**	2017	

图5-6　2004—2020年命名实体消歧CNKI文献突现关键词图谱

5.研究热点迁移

命名实体消歧在关键词聚类的基础上，基于对关键词共现时区图的深入解读，可以将2004—2020年药品安全舆情的发展划分为三个阶段：2004—2007年为初期阶段，2010—2016年为繁荣阶段，2019—2020年以后为发展阶段（见图5-7）。

图5-7　2012—2021年命名实体消歧的时间线知识图谱

6.文献讨论

综上所述，利用CiteSpace软件可视化技术对药品安全舆情的命名实体消歧模型研究进行了各种分析，分别对文献的数量分布、作者、机构、关键词共现、关键词聚类、关键词突现等进行了统计分析和数据的挖掘。与之前的发展趋势相比，命名实体消歧模型和算法呈现出良好的发展趋势。

5.1.3　研究的基本内容和拟解决的主要问题

1.研究的基本内容

实体消歧模型，指的是把文本中出现的每一个实体映射到对应的已知的并没有歧义的知识语料库的技术[14]。实体消歧的本质是计算余弦相似度，本章将药品安全舆情与命名实体消歧相结合，就是将两个个体名称向量化，然后通过余弦公式计算两者之间的相似性，本章研究的主要内容如下：

（1）数据预处理：利用爬虫技术，爬取药品对数据进行清洗，通过实体识别，找出相应的实体，并给出实体的类型。

（2）候选实体生成（待识别的实体及其分类）：首先通过命名实体识别技术识别出所需要的实体指称项[15]，通过对所得的数据集进行处理，得到符合训练的语料库，并生成候选实体。

（3）实体消歧：首先采用KMeans聚类算法从候选实体列表中选择出来的，在语料库中寻找它的所有候选实体，紧接着对候选实体进行排序；根据上下文信息，利用待消歧命名实体，将实体指称链接到相似值最高的候选实体，识别出待消歧命名实体指向所指代的实体，解决歧义性[16]。

2.拟解决的主要问题

（1）对语料中的文本进行jieba分词，然后再对每个分词向量化表示，计算出分词的词频，并把词频向量化，建立语料库。

（2）当多个候选实体指称项作为消歧结果时，计算待消歧实体与候选实体之间的相似度，将相似度最高实体作为消歧结果。

5.1.4　研究的方法及措施

（1）TF-IDF计算相似度：采用jieba分词工具进行分词，手动找出所需的训练语料；把语料中的句子进行分词，成为独立的词，找出关键词，再求出两个关键词的集合；根据上下文信息，代入余弦公式计算求出文本相似度；余弦相似度值越大，就表示越相似[17]。

（2）基于KMeans特征：利用KMeans算法对候选实体进行聚类消歧，确定每个词所对应相应语料中的解释。将各个关键词表示为向量，其中每个向量的权重通常采用（1）中的TF-IDF算法进行计算。基本思路是同一指称项具有近似的上下文，利用聚类算法进行消歧。

5.2 药品安全舆情的命名实体消歧模型与算法

5.2.1 命名实体消歧

1.基本概念

命名实体消歧主要是把具有歧义的命名性指称项对应到它所指的实体概念上去，它解决一个命名实体的指称项对应到多个实体概念的"一词多义"的现象[18]。2010年，山西和江苏都出现了问题疫苗，山西近百名儿童接种后死亡或致残；江苏生物有限公司在狂犬病疫苗中添加非法添加物，使疫苗无法充分发挥预防作用。山西疫苗事件以"烂尾"收场，报案记者王克勤被迫辞职[19]。如图5-8所示，命名实体"问题疫苗"可能是指冻干人用狂犬疫苗，也可能是指脊灰疫苗和狂犬疫苗，实体消歧需要根据上下文相关信息进行歧义消解，例如通过上下文包含的"疫苗"信息确认它是狂犬疫苗，其结果为"问题疫苗（狂犬疫苗）"。

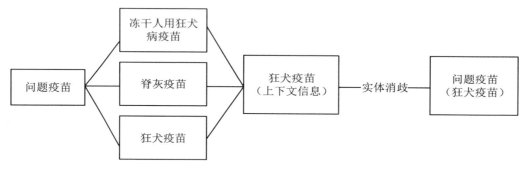

图5-8　实体消歧样例

2.基于聚类的实体消歧模型

所有的实体引用都根据目标实体进行聚类，每个实体引用对应于其所属的类别。它的基本思想是利用KMeans聚类算法对相似的上下文的候选实体进行消歧，聚类流程如图5-9所示。

（1）对于每一个实体指称项o，把它转换成特征向量$O=（\omega_1，\omega_2，\cdots，\omega_n）$；

（2）计算待消歧实体之间的相似；

（3）用KMeans聚类算法对实体指称项进行聚类，然后进行消歧。

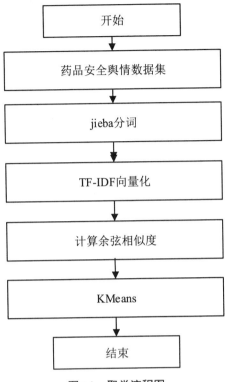

图5-9 聚类流程图

图5-9对语料库中的实体进行识别和分类，确定好需要消歧的实体对象，然后进行jieba分词，并且对实体进行TF-IDF向量化，利用KMeans算法中的余弦相似度计算向量的相似值，然后确定该实体是否只有一个或几个意思，进行消歧，相似度值越高，消歧结果越准确。

5.2.2 词向量的表示

1.基于 TF-IDF 算法的关键词抽取

TF-IDF意思是指如果一个词在一篇文章中频繁出现，而在其他文章中很少出现，则认为该词具有良好的分类能力，适合分类。TF-IDF越大，该术语对实体命名消歧的区分程度就越高。TF-IDF值较大的词可以作为本章的关键词[20]。

（1）TF是词频

词频表示关键字出现的频率，即

$$TF = \frac{\text{在某一类中词条W出现的次数}}{\text{该类中所有的词条数目}} \tag{5-1}$$

TF的计算公式为

$$tf_{ij} = \frac{n_{ij}}{\sum_k nk,j} \tag{5-2}$$

（2）IDF是逆向文件频率

$$IDF = \log\frac{语料库的文档总数}{包含词条w的文档数+1}$$，分母之所以要加1，是为了避免分母为0。

IDF的计算公式为

$$idf_i = \log\frac{|D|}{|\{j:t_i \in d_j\}|+i} \quad (5\text{-}3)$$

（3）TF-IDF实际上是

$$TF\text{-}IDF = TFIDF \quad (5\text{-}4)$$

其中，TF-IDF可以将多义词分解出来，一一对应。其他的优点是算法比较容易理解，更方便于实现。缺点就是简单结构并不能有效地反映关键字的重要程度和特征词的分布情况，使其无法很好地完成对权值的调整功能，所以在一定程度上该算法的精度并不是很高。

2.中文 jieba 分词

（1）主要功能分词模式

需要分词的字符串格式可以是unicode，也可以是UTF-8。

（2）添加自定义语料库，载入训练集词典

训练集可以使用自己自定义的语料库，以便弥补jieba词典里没有的词[21]。

（3）关键字提取

基于TF-IDF算法的关键词抽取。

3.余弦相似度

余弦相似度是计算两个向量之间的夹角，夹角的大小可以明确两个关键词之间的差异。余弦值越接近1，角度就越接近0，两个向量越相似[22]。

$$\cos\theta = \frac{a^2+b^2+c^2}{2ab} \quad (5\text{-}5)$$

在三角形公式中，三边都用向量表示，假设a向量表示为（x_1，y_1），b向量表示为（x_2，y_2），再将余弦公式变更成下面的形式，向量a和b的夹角的余弦计算如下：

$$\cos\theta = \frac{ab}{\|a\|\|b\|}$$
$$= \frac{(x_1,y_1)(x_2,y_2)}{\sqrt{x_1^2+y_1^2}\sqrt{x_2^2+y_2^2}} \quad (5\text{-}6)$$
$$= \frac{x_1x_2+y_1y_2}{\sqrt{x_1^2+y_1^2}\sqrt{x_2^2+y_2^2}}$$

假设向量a和向量b是n维向量，则a与b的夹角的余弦等于：

$$\cos\theta = \frac{\sum_{i=1}^{n} x_i y_i}{\sqrt{\sum_{i=1}^{n}(x_i)^2}\sqrt{\sum_{i=1}^{n}(y_i)^2}} \tag{5-7}$$

$$= \frac{ab}{\|a\|\|b\|}$$

由余弦相似度的相关公式可得，值越接近1，就说明夹角越接近0度，也就是两个向量越相似；夹角等于0，即两个向量相等。举例说明，问题疫苗中的狂犬疫苗导致近百名儿童注射疫苗后或死或残，山西疫苗事件以"烂尾"告终，报道此案的记者王克勤被迫辞职。如表5-4所示，其中问题疫苗在不同的上下文中表示不同的意思。

表5-4　实体一词多义示例：问题疫苗

问题疫苗	冻干人用狂犬病疫苗：在东岳客的朋友圈，愤怒的人们用刷屏表达着愤怒。长生生物发布公告，表示正对有效期内所有批次的冻干人用狂犬病疫苗全部实施召回。
	脊灰疫苗：又出事，10 年 9 起，问题疫苗为何屡禁不止？江苏金湖县，一群家长发现，自己孩子服用的脊灰疫苗，居然已经过期一个月。
	狂犬疫苗：江苏延申生物在狂犬疫苗中掺入违规添加物，导致疫苗无法充分发挥预防作用。山西疫苗事件以"烂尾"告终，报道此案的记者王克勤被迫辞职。

Step1：分词。

句子A：问题疫苗/导致/近百名儿童注射/狂犬疫苗后/或死或残，山西/疫苗事件/以/"烂尾"/告终，报道此案的记者王克勤/被迫辞职。

句子B：2010年/山西江苏/均出现/问题疫苗/，江苏延申生物在/狂犬疫苗/中掺入/违规添加物，导致/疫苗无法充分发挥/预防作用。山西/疫苗事件/以/"烂尾"/告终，报道此案的记者王克勤/被迫辞职。

Step2：列出所有的词。

问题疫苗、狂犬疫苗、疫苗事件、违规添加物、烂尾、王克勤、辞职、儿童注射、被迫辞职。

Step3：计算词频（见表5-5）。

表5-5　计算词频示例

	问题疫苗	狂犬疫苗	疫苗事件	或死或残	违规添加物	王克勤	儿童注射	被迫辞职	预防作用
句子A	1	1	1	1	0	1	1	0	0
句子B	1	1	1	0	1	1	0	1	1

Step4：写出词频向量。

句子A：（1，1，1，1，0，1，1，0，0）

句子B：（1，1，1，0，1，1，0，1，1）

Step5：计算两个句子向量的向量余弦值。

$$\cos\theta = \frac{1\times1+1\times1+1\times1}{\sqrt{1^2+1^2+1^2+1^2+1^2+1^2}+\sqrt{1^2+1^2+1^2+1^2+1^2+1^2}}$$
$$= 0.78504627$$

Step6：结论。

计算结果中两个句子夹角的余弦值为0.78504627，接近于1，所以说明上面的句子A和句子B是基本相似的。

5.2.3 基于KMeans的命名实体消歧算法

1.算法概述

KMeans聚类算法是一种迭代求解的聚类分析算法，步骤如下：将数据分成K组，随机选取K个对象作为初始聚类中心，然后计算每个对象到每个聚类中心的距离。首先从N个数据对象中随机选取K个对象作为初始聚类中心，对于剩余的对象，根据它们与这些聚类中心的相似性，将它们分配到最相似的聚类中[23]。其次，计算每个新集群的中心，重复此过程，直到标准度量函数开始收敛，均方误差通常用作标准测量函数。如图5-10所示。K个集群具有以下特点：每个集群本身尽可能紧凑，每个集群尽可能独立。具体步骤如下：

Step1：选取K个聚类的中心，赋予初始值。对任意一个样本，计算它到K的距离，找到最小值，进行迭代n次。

Step2：在迭代的过程中，求均值，计算到中心的距离。

Step3：对K个聚类，利用Step1进行更新后，变化幅度越小，则稳定程度越高，如此类推，迭代介绍。

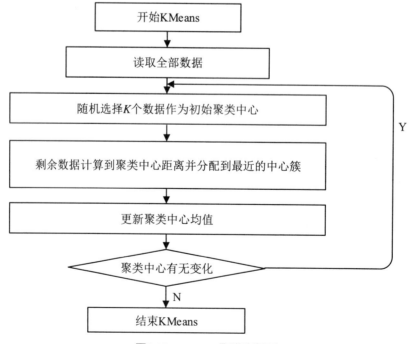

图5-10 KMeans聚类流程图

通过其构造基于药品安全舆情数据集的模型与算法，完成对药品安全舆情同名数据集的聚类消歧分析。使用KMeans算法，在数据集中选取聚类质心，计算候选实体到聚类质心的距离，利用余弦距离，算出结果，找出质心，结束KMeans。

2.算法流程

算法流程如下：

Step1：待识别的实体及其分类

entities={w：[]for v in labels.values（）　for w in v}

Step2：TF-IDF向量训练

vectorizer=TfidfVectorizer（tokenizer=jieba.cut）

Step3：聚类模型

knc=KNeighborsClassifier（）

Step4：实体识别

for tid，text in enumerate（texts_test）：

Step5：计算余弦相似度

cosine_similarity（vectorizer.transform（text_train_list），vectorizer.transform（text_list））

print（cos）

Step6：实体消歧

print（word，label，tid，

replace_word（text，word，start，end），sep='|'）

Step7：消除歧义示例

'舆情'：['问题疫苗'，'毒胶囊'，'明胶']。

5.3 实验设计与结果分析

5.3.1 实验设计

1.实验环境

本章在PC上搭建总体测试环境，保证后续系统测试的顺利进行。其具体实验软硬件环境如表5-6所示。

表5-6　系统测试环境

硬件配置	Intel（R）　Core（TM）　i5-7200U CPU @ 2.50GHz 2.70GHz
	内存：8.0GB
	外部存储：硬盘250G
软件环境	操作系统：Windows10
	开发工具：Python3.7

2.实验步骤

（1）数据预处理：利用爬虫技术，爬取药品数据进行清洗。用网页爬虫工具从公开信息源获得的文件格式多样、大小不一，因此要先通过数据清洗从中获取纯文本数据，

并存储成统一的文本格式。数据预处理是数据分析过程中的一个重要环节，数据质量直接关系到模型效果和最终结论。本章数据预处理包括中文分词。通过实体识别，找出相应的待识别的实体及其分类，并进行TF-IDF向量训练。

（2）通过KMeans聚类模型对语料库中的实体进行实体识别和消除歧义：首先，利用命名实体识别技术识别出语料库中的关键词，目标实体是采用消歧算法从候选实体列表中选择出来的，在语料库中寻找所有的候选实体，然后对候选实体进行排序，利用待消歧命名实体的上下文信息[24]，将实体指称链接到最有可能的候选实体，来正确区分识别出待消歧命名实体指向所指代的实体，解决歧义性。

5.3.2 实验数据

1.数据集

实验数据来自百度医疗百科（药物、中医药）、人民舆情频道（食点药闻）、药品不良反应报告、中国上市药品说明书以及药品安全舆情等，对数据进行清洗后作为源数据。然后用中文jieba分词工具进行分句分词等处理。由于我们只关注实体的歧义性，因此要求每个句子有一个实体，多个意思，再一次过滤掉只含有一个意思的实体。实验数据集如表5-7所示。

表5-7　实验数据集

实体	实体描述（文本内容）	文本序号	预选含义
问题疫苗	2018年07月22日，《人民日报》谈问题疫苗：不能任由恐慌情绪蔓延，相关部门要及时回应。这几天，因为问题疫苗的事，山东的家长们炸了，恐慌、愤怒的情绪不断蔓延。在东岳客的朋友圈，愤怒的人们用刷屏表达着愤怒	T01	冻干人用狂犬病疫
	疫苗又出事，10年9起，问题疫苗为何屡禁不止？江苏金湖县，一群家长发现，自己孩子服用的脊灰疫苗居然已经过期一个月	T02	脊灰疫苗
	2010年，山西、江苏均出现问题疫苗，在山西，近百名儿童注射疫苗后或死或残；江苏延申生物在狂犬疫苗中掺入违规添加物，导致疫苗无法充分发挥预防作用	T03	狂犬疫苗
毒胶囊	2012年4月15日，央视《每周质量报告》曝光，河北一些企业用生石灰给皮革废料进行脱色漂白和清洗，随后熬制成工业明胶，卖给浙江新昌县药用胶囊生产企业，最终流向药品企业。经调查发现，9家药厂的13个批次药品所用胶囊重金属铬含量超标，其中超标最多的达90多倍	T04	毒胶囊事件
	毒胶囊事件央视报道发出后，经过调查发现，有企业已经宣布召回问题胶囊。铬含量超标最严重的通化颐生药业股份有限公司也宣布召回被曝光批次的炎立消胶囊	T04	毒胶囊事件
	解毒胶囊用于清热解毒，祛腐生肌，用于各种毒症、陈旧热病、某些接触性皮炎等	T06	解毒胶囊
	清热解毒胶囊，清热解毒，用于治疗流感，上呼吸道感染，适用于风热证，表现为发热面赤，烦躁口渴，咽喉肿痛	T07	清热解毒胶囊

2.数据处理

对数据进行KMeans聚类消歧。利用TF-IDF计算余弦相似值：

（1）使用jieba分词工具，找出语料库中的文本关键词；

（2）从语料库中提取关键词，手动划分文本，计算词频；

（3）生成文本关键词向量化；

（4）计算两个向量的余弦相似值，值越大就表示相似度越高，实现消歧。

5.3.3 实验结果与分析

1.余弦相似值

首先对语料库进行向量化，根据余弦公式，得到余弦相似度。根据上下文信息，余弦相似度越高，说明消歧结果越接近，也就更好地实现了实体消歧，部分余弦相似值如图5-11所示。

```
明胶 | 舆情 | 9 | 明胶：明胶是一种用由煮过的动物骨头，皮肤和筋腱制成的肽分子聚合物质，是胶原蛋白质的水解产物，含有大量的氨基酸，有较高的营养价值。
明胶 | 舆情 | 9 | 明胶：明胶是一种用由煮过的动物骨头，皮肤和筋腱制成的肽分子聚合物质，是胶原蛋白质的水解产物，含有大量的氨基酸，有较高的营养价值。
[[0. 22530358]]
[[0. 1710036]]
[[0. 15319139]]
[[0. 10934195]]
[[0. 19654909]]
[[0. 16909764]]
[[0. 13734717]]
[[0. 02960738]]
[[0. 03870337]]
[[0. ]]
[[0. 15582776]]
[[0. 22530358]]
[[0. 1710036]]
[[0. 15319139]]
[[0. ]]
明胶 | 舆情 | 10 | 明胶：明胶的凝胶性、固水性、粘结性和溶解性等多种特性，令明胶在医药行业有关广泛的用途，其中最主要的有硬胶囊、软胶囊、代血浆和包衣等。
明胶 | 舆情 | 10 | 明胶：明胶的凝胶性、固水性、粘结性和溶解性等多种特性，令明胶在医药行业有关广泛的用途，其中最主要的有硬胶囊、软胶囊、代血浆和包衣等。
明胶 | 舆情 | 10 | 明胶：明胶的凝胶性、固水性、粘结性和溶解性等多种特性，令明胶在医药行业有关广泛的用途，其中最主要的有硬胶囊、软胶囊、代血浆和包衣等。
[[0. 14270283]]
[[0. 09490765]]
[[0. 08853524]]
[[0. 12432444]]
[[0. 0694967]]
[[0. 08057602]]
[[0. ]]
[[0. 06994508]]
[[0. 05045293]]
[[0. ]]
[[0. 14294805]]
[[0. 14270283]]
[[0. 09490765]]
[[0. 08853524]]
[[0. 07183641]]
```

图5-11　部分余弦相似度值

通过对图5-11进行整理，得到表5-8。比如：2010年，山西、江苏均出现问题疫苗，在山西，近百名儿童注射疫苗后或死或残；江苏延申生物在狂犬疫苗中掺入违规添加物，导致疫苗无法充分发挥预防作用。山西疫苗事件以“烂尾”告终，报道此案的记者王克勤被迫辞职。可以得知，这里的问题疫苗指的是狂犬疫苗，可以看到余弦相似度的值更大，相似度更高。

表5-8　问题疫苗余弦相似值

实体	狂犬疫苗	脊灰疫苗	冻干人用狂犬病疫苗
狂犬疫苗：江苏延申生物在狂犬疫苗中掺入违规添加物，导致疫苗无法充分发挥预防作用	0.78504627	0.13042049	0.13038242
脊灰疫苗：江苏金湖县，一群家长发现，自己孩子服用的脊灰疫苗，居然已经过期一个月	0.13042049	0.94683313	0.13038242
冻干人用狂犬病疫苗：表示正对有效期内所有批次的冻干人用狂犬病疫苗全部实施召回	0.00662245	0.28661216	0.87354183

通过上下文的信息，比如问题疫苗导致近百名儿童注射疫苗后或死或残，可以得知，这里的问题疫苗指的是狂犬疫苗，可以看到余弦相似度的值更大，相似度更高。得到余弦相似度结果如表5-9所示。

表5-9　毒胶囊余弦相似度值

实体	毒胶囊事件	毒胶囊事件	解毒胶囊	清热解毒胶囊
毒胶囊事件：药厂的13个批次药品所用胶囊重金属铬含量超标	0.98228854	0.00587033	0.13038242	0.12579586
毒胶囊事件：铬含量超标最严重的通化颐生药业召回被曝光	0.13038242	0.86856371	0.16700576	0.0452939
解毒胶囊：用于各种毒症、陈旧热病等	0.02330052	0.28661216	0.98261981	0.05602561
清热解毒胶囊：用于治疗流感、上呼吸道感染	0.16709087	0.24024378	0.13042049	0.95445027

通过图5-12，表5-6和表5-7在不同的上下文，所获得的实体消歧的余弦相似度不同。根据上下文，每个实体对应的意思所对应的余弦相似度最高，其余都比较小，因此，实现了消歧。

2.实体聚类消歧

通过对数据集的训练，得到表5-10的结果是对各个实体进行聚类消歧得到的结果。

表5-10　KMeans聚类实体消歧结果

实体	文本序号	预选含义	类别	备注
问题疫苗	T01	冻干人用狂犬病疫苗	Class01	问题疫苗的一种
	T02	脊灰疫苗	Class02	问题疫苗的一种
	T03	狂犬疫苗	Class03	问题疫苗的一种
毒胶囊	T04	毒胶囊事件	Class04	舆情事件名称
	T04	毒胶囊事件	Class04	舆情事件名称
	T06	解毒胶囊	Class05	药物名称
	T07	清热解毒胶囊	Class05	药物名称

5.4 本章小结

随着信息技术和网络技术的发展，网络日益成为舆论传播的源头和热点聚集地。本章通过对药品安全舆情的国内外发展现状和相关的理论基础的研究，确定了药品安全舆情的命名实体消歧模型。在这些已获得的理论基础上，选择了本章的模型为实体消歧模型，为药品数据的计算和消歧的报告奠定了基础。通过理论指导实践，综合运用计算机方面的专业知识实现了药品安全舆情的实体消歧。本章的主要工作内容可以总结为以下几个方面：（1）对获取的药品安全舆情数据集进行了TF-IDF向量化处理。通过向量化处理，可以更清晰明了地确定出需要消歧的数据集。（2）对数据集进行了余弦相似度计算。对数据集进行余弦相似度计算的过程，需要经过第一步的向量化处理，得到相似度最高的数据，为消歧的数据集。（3）进行KMeans聚类消歧。通过前两个步骤，对数据集进行了全面的处理，得到完整的处理结果，进行聚类，实现消歧。

由于药品安全舆情的时效性与传播性，随着互联网的发展，如果不能正当地利用并管理好舆情的发展趋势，将会造成不可避免的影响。为了能够及时发现当前的热点舆情，并进行监测和引导，建立药品安全舆情的命名实体消歧是至关重要的。通过实体消歧模型，可以准确地找到需要的舆情信息，提高搜索的准确性，也可提高信息的可利用性。因此对命名实体消歧的研究具有重要的意义。

本章以药品安全舆情数据集作为实验数据，使用KMeans算法对数据进行聚类实验，并使用余弦相似度验证聚类效果。在实验中选取部分数据进行实验，得到较好的实验结果，验证消歧模型效果良好；在聚类实验中使用原数据集进行实验，虽得到了实验结果，但数值一般，并不能根据聚类结果完整地推测数据类别，因此后续的研究重点是如何改进聚类实验的聚类效果。

本章参考文献

[1] 熊先兰，罗广源.大数据背景下食品药品突发事件社会舆情治理对策探讨[J].湖南科技大学学报（社会科学版），2020，23（3）：170-177.

[2] 潘琪，王隽，赵静.药品安全网络舆情的干预措施研究[D]. 宁波：浙江医药高等专科学校，2016.

[3] 温萍梅，叶志炜，丁文健，等.命名实体消歧研究进展综述[J].数据分析与知识发现，2020，4（9）：15-25.

[4] 王静. 大数据环境下药品安全突发事件预警研究[D].南京：南京邮电大学，2018.

[5] 刘凯，许军，夏旭.数据可视化分析软件CiteSpace在自测健康研究中的应用[J].中国医学物理学杂志，2016，33（12）：1291-1296.

[6] 杨锦锋，于秋滨，关毅，等.电子病历命名实体识别和实体关系抽取研究综述[J].自动化学报，2014，40（8）：1537-1562.

[7] 怀宝兴，宝腾飞，祝恒书，等.一种基于概率主题模型的命名实体链接方法[J].软件学报，2014，25（9）：2076-2087.

[8] 宋俊，李禹恒，黄宇，等.一种基于用户兴趣的微博实体链接方法[J].计算机应用研究，2016，33（7）：2079-2082.

[9] 朱敏，贾真，左玲，等.中文微博实体链接研究[J].北京大学学报（自然科学版），2014，50（1）：73-78.

[10] 祖木然提古丽·库尔班，艾山·吾买尔.中文命名实体识别模型对比分析[J].现代计算机，2019（14）：3-7.

[11] 食药舆情：食药监管部门舆情研判的好帮手[J].中国食品药品监管，2016（9）：5.

[12] 刘能燕. 大数据时代政府舆情管理路径研究[D].重庆：西南政法大学，2016.

[13] 陈育槐，王卫民，徐聪男，等.新形势下药品流通领域事中事后监管的对策研究[J].中国市场监管研究，2017（8）：58-62，70.

[14] 袁小量,李冰倩.食品药品安全事件网络舆情预警策略研究[J].中国市场,2017（34）：87-88.

[15] 黄艳，李振存.浙江乐清开展食药安全突发事件应急演练[J].食品安全导刊，2017（10Z）：61.

[16] 毛颖新，夏琼.完善五大机制　加强舆情管理[J].中国食品药品监管，2015（10）：47-48.

[17] 张杨.基于领域知识图谱实体消歧的协同过滤推荐算法研究[D].天津：天津师范大学，2019.

[18] 杨光，刘秉权，刘铭.基于图方法的命名实体消歧[J].智能计算机与应用，2015，5（5）：52-55.

[19] 孙雅铭.基于文本表示学习的实体消歧研究[D].哈尔滨：哈尔滨工业大学，2017.

[20] 杨晓.命名实体消歧的研究与实现[D].北京：北京邮电大学，2017.

[21] 林泽斐，欧石燕.多特征融合的中文命名实体链接方法研究[J].情报学报，2019，38（1）：68-78.

[22] 王瑞，李弼程，杜文倩.基于上下文词向量和主题模型的实体消歧方法[J].中文信息学报，2019，33（11）：46-56.

[23] 王斌，李鸿飞，梁争争.KMeans算法应用现状与研究发展趋势[J].电脑编程技巧与维护，2021（12）：32-33.

[24] Xin K，Hua W，Liu Y，et al. LoG：a locally-global model for entity disambiguation[J]. World Wide Web，2020，24（4）：1-23.

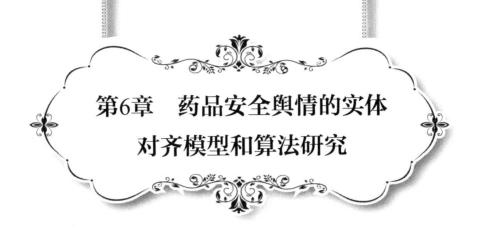

第6章　药品安全舆情的实体对齐模型和算法研究

　　大数据时代的到来使互联网迅速成为一种重要的资源，舆论引导的关键是把握药品安全舆论动态。然而，如何从网络媒体发布的药品安全事件、药品安全监管、药品安全状况等药品新闻报道中寻找价值，如何快速、准确、有效地收集和分析数据，仍是一个严峻的挑战，因此建立一种基于药品安全舆情的实体对齐模型与算法势在必行。它能够通过构建实体对齐关系从而有效地从海量数据中输出实体对齐结果，为研判舆情、引导舆论方向和化解舆论危机打好基础。本章利用KMeans算法对数据集进行聚类分析，得到对齐的实体信息，构建实体对齐关系；再利用TF-IDF及词向量对属性信息进行权重计算，通过KMeans算法聚类属性数据集，输出属性对齐结果。对实体对齐及属性对齐计算准确率，得到它们的精确度较好。通过以上聚类算法设计，可以对药品安全舆情数据进行处理、分析，从而得出有价值的信息。

6.1 绪论

6.1.1 研究背景与意义

随着生活条件的改善和医疗水平的提高，人们对于医疗健康的关注日益增强。同时伴随着新媒体的兴起和大数据时代的到来，社会舆情格局也发生了深刻的变革，一个全新的舆论生态正在形成，其中医疗健康已成为当今社会最为热门的话题之一。近年来，我国药品安全事件层出不穷，如2018年吉林长春长生公司"劣质疫苗"事件、三聚氰胺等药品突发事件及其衍生舆情，严重影响了社会的安全与和谐稳定。可见，在此背景下建立合理的药品安全舆情对民众的生命健康具有重要意义[1]。

"知识图谱"的概念最早由谷歌于2012年5月提出，是搜索引擎的一个新概念。知识图谱旨在从各种网站、在线百科全书和知识库中获取和描述现实世界中的各种实体、概念、属性和属性值，构建实体之间的关系，整合属性和属性值，并以图形的形式存储这些实体和关系信息。知识图谱以实体及其关系作为获取信息的入口点，带来实用价值。我们利用词语的语义特征，在现实世界中的真实实体与这些词之间建立相应的映射关系，从而使推送结果更加准确。在当前药品安全舆情的背景下，建立和完善药品安全舆情知识图谱也是一项非常实用的工作[2]。

实体对齐和属性对齐是知识图谱和知识库构建过程中的重要阶段。实体对齐需要确定是多个实体还是同名实体指向同一个实体。如果多个实体指向同一个实体，则进行实体融合，构建实体对齐。属性对齐就是在已对齐的消息盒中找到相似的属性或表示同一实体的属性，然后进行属性融合，从而构建更加准确的知识库。当用户查询相关信息时，知识图谱可以提供更准确的搜索结果，真正了解用户的查询需求，这对于药品安全舆情的智能搜索和检索具有重要意义[3]。

药品安全舆情研究的提出可以缩短突发事件从发生到处理的时间，有效缩小事件涉及的范围，尽可能降低药品突发事件对人民群众的伤害以及维护人们的生命财产安全[4]。实体对齐技术可以有效集成知识库中的知识数据，为药品安全舆情知识共享和知识普及提供基础数据保障，为用户提供更加正确和丰富的知识数据，减少人工成本和时间成本的损失[5]。

药品安全舆情的实体对齐模型将海量药品使用及安全等数据进行处理，得到一个有效的药品安全舆情知识库，为用户从层出不穷的互联网信息中挖掘出了最准确直观的数据信息，引导用户形成一个准确的舆论导向，极大地保护了人民的生命财产安全并减少了人力等资源的浪费。

6.1.2 国内外研究现状

1.研究资料与方法

（1）数据来源

本章数据源自中国知网（CNKI），主题=实体对齐，共获得163篇原始文献，最终使用的样本量为51。

（2）研究方法与工具

通过CiteSpace5.1.R1软件的数据转换，利用Excel对文献量的趋势进行分析，通过CiteSpace对研究作者、研究机构、关键词共现等进行可视化分析。最后，共纳入51篇有效文献。

（3）研究过程

本研究以Refworks格式下载CNKI文献51篇，转换成CiteSpace识别的CNKI格式进行导入。节点设置为作者、机构和关键词，依次进行合作网络分析和共现聚类分析。将作者、机构和关键词的TopN阈值设置为50，不进行修剪。

2.研究概况

（1）年度发文量分析

统计得出相关文献共计51篇，年份分布如图6-1所示。2006—2015年，文献发表平稳，平均1篇/年。2016—2017年，文献发表量呈缓慢增长趋势，平均3.5篇/年。2018—2020年，文献量增长迅速，平均13.67篇/年，并于2020年达到峰值19篇，说明在此期间，实体对齐迅速引起了研究者的关注。

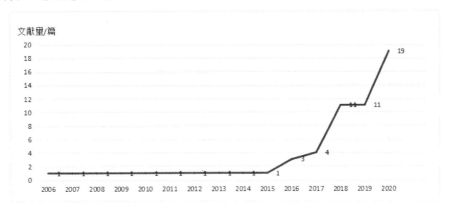

图6-1　2006－2020年实体对齐CNKI文献量年份分布图

（2）作者分析

本研究中发文最多的是中国科学院计算技术研究所网络数据科学与技术重点实验室的靳小龙、王元卓、苏佳林等团队，发文量为3篇。图谱节点数为111，连线数为171，密度为0.028，作者合作图谱如图6-2所示，核心作者如表6-1所示。主要作者合作群有3个，近年来，主要有程学旗、王元卓、靳小龙、苏佳林等研究团队，2018年与2019年最盛。可见近年来研究团队逐渐增加，团队核心成员也在逐年增加，合作强度变大，内部成员之间的合作也更加紧密。

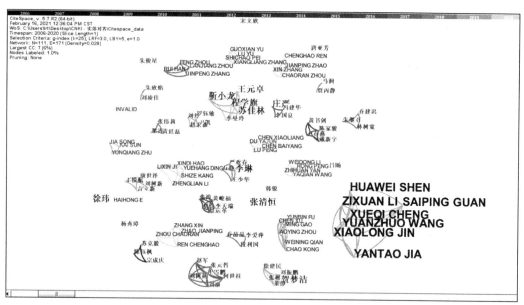

图6-2　2006－2020年实体对齐CNKI文献作者合作图谱

表6-1　2012－2020年实体对齐CNKI文献核心作者

序号	作者	单位	第一作者发文量
1	靳小龙	中国科学院计算技术研究所	3
2	王元卓	中国科学院计算技术研究所	3
3	苏佳林	中国科学院计算技术研究所	3
4	程学旗	中国科学院计算技术研究所	3
5	SAIPING GUAN	中国科学院	3
6	ZIXUAN LI	中国科学技术大学	3
7	YANTAO JIA	兰州理工大学	3
8	HUAWEI SHEN	重庆医科大学	3
9	徐玮	浙江大学	2
10	庄严	清华大学	2
11	张清恒	南京大学	2
12	李琳	北京化工大学	2
13	贺梦洁	河北大学	2

（3）研究机构分析

本研究中研究机构发文最多的是中国科学院大学计算机与控制学院，发文量为3篇。分析得出图谱节点数为54，连线数为50，密度为0.0349，研究机构合作图谱如图6-3所示。中国科学院大学计算机与控制学院及中国科学院自动化研究所模式识别国家重点实验室与其他机构合作较多，而其余机构大多与当地大学及相关实验室开展合作。

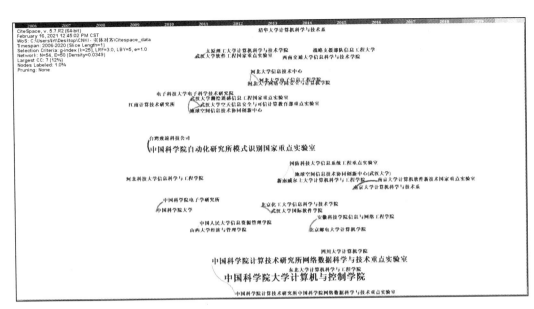

图6-3　2006－2020 年实体对齐CNKI文献机构合作图谱

（4）期刊来源分析

将样本文献中文章列表中排名前五位的期刊统计成一个图表，如图6-4所示。排名靠前的有计算机研究与发展、南京大学、计算机工程与设计、电子学报及哈尔滨工业大学。近年来我国学者对实体对齐的研究与日俱增，尤其表现在计算机研究方面，可见实体对齐在计算机研究与发展中起到了至关重要的作用。但是在排名靠前的期刊中，其他各期刊文献数量相对较少，这说明对于实体对齐的研究，各期刊机构还不够平衡，需加强各期刊间对此的研究，推动计算机科学的研究与发展。

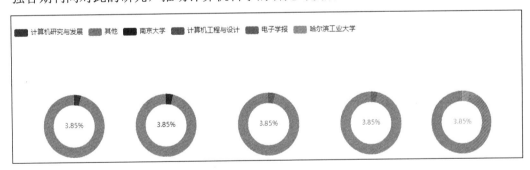

图例：计算机研究与发展　其他　南京大学　计算机工程与设计　电子学报　哈尔滨工业大学

3.85%　3.85%　3.85%　3.85%　3.85%

图6-4　2012－2020年实体对齐CNKI文献期刊来源分布图

3.研究热点

（1）关键词共现

分析得出共现频次≥2的关键词共12个，其中频次排名前十二的关键词如表6-2所示。图谱节点数为118，连线数为211，密度为0.0306，高频共现词图谱如图6-5所示。可见在实体对齐研究领域，研究的主要内容为实体对齐和知识图谱问题，研究方法主要有构建知识库、利用机器学习和协同训练。此外还有词向量方法，通过知识融合，进行命名实体识别研究。实体对齐是最重要的关键词之一，其中介中心性排名第一，是联合知识图谱、知识库及命名实体识别的关键节点。

表6-2　2006－2020年实体对齐CNKI文献排名前十二的关键词

序号	频次	中介中心性	年份	关键词
1	21	0.34	2016	实体对齐
2	9	0.25	2016	知识图谱
3	4	0.06	2016	知识库
4	3	0.04	2017	机器学习
5	3	0.10	2015	命名实体识别
6	2	0.03	2017	协同训练
7	2	0.01	2018	深度学习
8	2	0.05	2018	命名实体对齐
9	2	0.00	2011	机器翻译
10	2	0.03	2016	词向量
11	2	0.00	2011	双语对齐
12	2	0.03	2018	知识融合

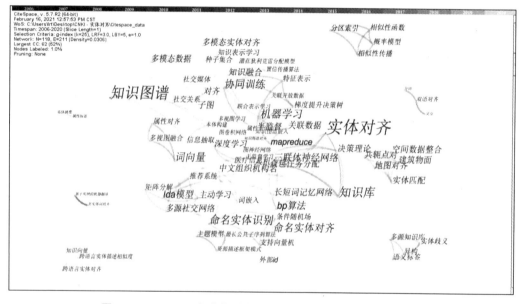

图6-5　2006－2020年实体对齐CNKI文献高频关键词共现图谱

（2）关键词共现聚类

关键词聚类后得到四个类别，聚类图如图6-6所示。导出聚类明细表，提取关键标签，总结关键标签内容，如表6-3所示。从图6-6的左上角可以看出，聚类模块的Q值=0.7996，平均轮廓值S值=0.9102，即Q值0.7996>0.3，S值0.9102>0.5。

由表6-3可知，各个聚类内容相互呼应，展现了实体对齐中需要的各算法及进行实体对齐中用到的知识构建。通过对知识图谱进行分析，构建知识库，对数据进行处理，然后利用多视图学习及词向量等方法来实现对实体对齐模型的算法研究。

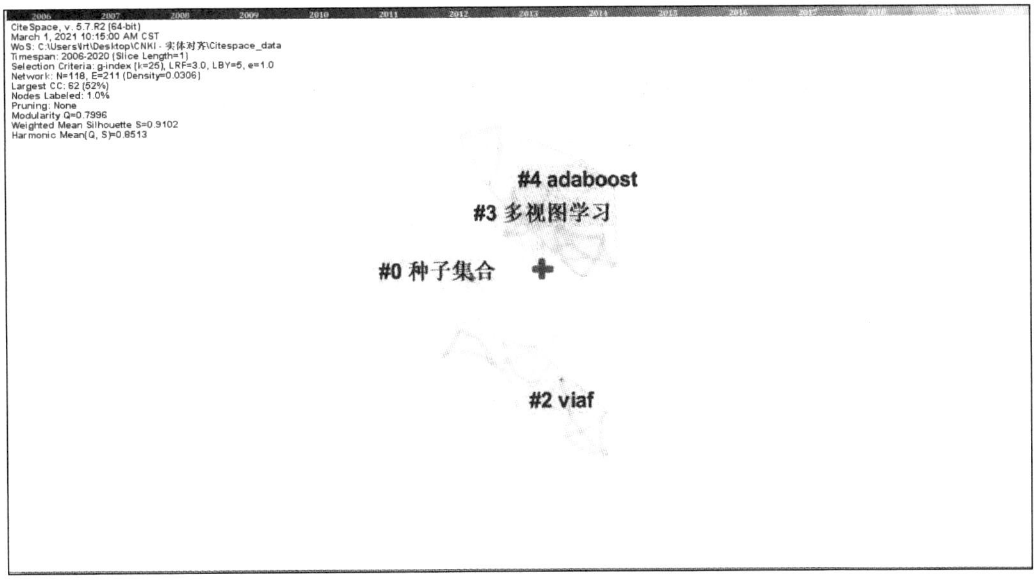

图6-6　2006－2020年实体对齐CNKI文献关键词聚类图谱

表6-3　2006－2020年实体对齐CNKI文献关键词聚类表

序号	规模	轮廓值	主要内容	标签	时间
#0	17	0.764	种子集合	知识图谱；深度学习；多模态数据；多模态实体对齐；子图	2019
#2	12	0.967	Viaf	命名实体对齐；命名实体识别；词向量；多视图融合；词嵌入；中文组织机构名	2017
#3	12	1	多视图学习	实体对齐；知识库；三联体神经网络；bp算法；ida模型；众包任务分配；长短词记忆网络	2018
#4	9	0.937	Adaboost	机器学习；知识融合；关联数据；mapreduce；置信传播算法；关联开放数据；潜在狄利克雷分配模型	2017

4.研究前沿

基于关键词共现网络，本章进一步突出了关键词的检测，在我国近十年来实体对齐研究领域的20个最强突现词，包括"命名实体识别""知识融合""知识库"等，以及每个突现词出现和消失的年份，如图6-7所示。

2006—2015年最先突现的关键词为基于转换错误驱动学习，由此可见基于转换错误驱动学习是研究实体对齐问题的一个节点。然后主要是实体识别及命名实体，可见其在实体对齐问题中是不可或缺的重要知识。2016—2020年主要是多视图融合与属性对齐等，在研究实体对齐问题的过程中，最常用的方法是多视图融合与属性对齐，可见此后的文献更侧重于对实体对齐问题在研究方法的描述，包括概率模型、相似性函数等多种计算方法及模型的建设。2016年主要突现知识库，说明在研究实体对齐问题时，知识库仍然是非常重要的一部分研究内容，也足以看出近几年来学者们对于该方法的关注与重视。

Top 20 Keywords with the Strongest Citation Bursts

Keywords	Year	Strength	Begin	End	2006 - 2020
基于转换错误驱动学习	2006	0.68	2006	2006	
基于实例的机器翻译	2006	0.68	2006	2006	
名实体词对齐	2006	0.68	2006	2006	
双语对齐	2006	1.27	2011	2015	
机器翻译	2006	1.27	2011	2015	
交互	2006	0.67	2011	2011	
命名实体	2006	0.67	2011	2011	
识别	2006	0.67	2011	2011	
分词	2006	0.68	2015	2015	
命名实体识别	2006	0.64	2015	2015	
知识库	2006	1.05	2016	2016	
多视图融合	2006	0.61	2016	2016	
资源描述框架模式	2006	0.61	2016	2016	
概率模型	2006	0.61	2016	2016	
最长公共子序列算法	2006	0.61	2016	2016	
分区索引	2006	0.61	2016	2016	
相似性函数	2006	0.61	2016	2016	
属性对齐	2006	0.61	2016	2016	
机器学习	2006	1.04	2017	2018	
知识融合	2006	0.61	2018	2020	

图6-7　2006－2020年实体对齐CNKI文献突现关键词图谱

5.研究热点迁移

由关键词聚类时间轴图6-8可知，#0种子集合、#2viaf、#3多视图学习、#4 adaboost 这四个聚类基本维持在自2016年开始后的时间段内。其中，#3多视图学习是实体对齐模型中关键词出现最多的聚类，包括知识图谱、知识库等内容。#4 adaboost主要集中在数据处理方面。多模态数据、种子集合等关键词出现的时间最晚，亦可能成为未来研究的潜在热点。

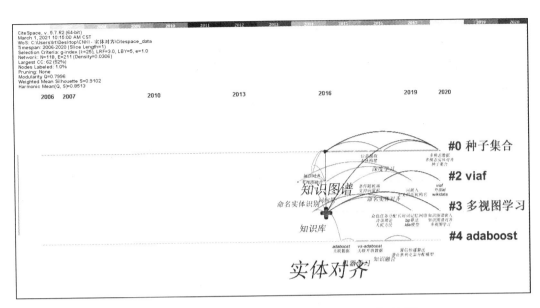

图6-8　2006—2020年实体对齐CNKI文献关键词聚类时间图

6.文献讨论

综合以上分析，利用CiteSpace和Excel软件可视化技术对药品安全舆情的实体对齐模型研究的文献数量分布、作者、机构、期刊、关键词共现、关键词聚类、关键词突变等进行了数据的挖掘和统计分析，得出以下研究结论：

（1）药品安全

王静[4]运用大数据技术对舆情数据资源进行采集和处理，提供预警决策方案。徐静等[6]借鉴发明问题解决理论中的思路和方法来进行药品安全舆情管理的分析，发现该理论能较好地解决药品安全舆情引导中的问题。文东旭[7]提出了高效及时应对药品安全突发事件，实施有效控制，降低损害的范围和程度。

（2）社会舆情

熊先兰等[1]以典型的食品药品突发事件为例，分析政府在其舆情治理中的现状与困境，针对性地提出了大数据背景下应加强法律法规建设、优化决策指挥机制、健全多元协同管理机制等途径。代文彬等[8]对于治理对象的特点，主要从食品安全舆论传播规律及其演变的影响因素两个角度进行研究。

（3）处置工作

潘琪等[9]通过问卷调查的方式收集了食品药品企业应急管理体系建设的相关数据，分析了食品药品企业应急管理主体责任体系建设的现状和不足。黄艳等[10]就浙江省温州暨乐清市食品药品安全突发事件应急培训和演练作出报道与总结。刘琼辉[11]立足河北省实际情况，提出建立食品药品应急信息化平台的对策，培养危机应对的文化和核心价值观的对策。

（4）监测分析

喻国明[12]根据2016年《中国食品报》舆情系统采集的热点事件和相关案例作为舆情

数据库，确立变量与操作化指标，建立食药安全舆情事件的热度评价指标体系，总结中国食药舆情热点事件传播的主要特点与常态分布。公敬一[13]综合运用文献研究、案例研究的方法，将新公共治理理论、网络治理理论、网络舆情监督等多个概念引入食品安全网络舆情监督的分析研究中，最后分别从构建理念、建立引导制度和提高监管技术三方面提出意见和建议。

（5）种子集合

王会勇等[14]提出一种基于联合知识表示学习的多模态实体对齐方法。苏佳林等[15]基于两图联合表示学习的实体对齐模型，提出了一种适用于属性选择的实体对齐方法。朱继召等[16]提出了一种基于表示学习的知识图实体对齐方法。贾丙静等[17]利用自顶向下的方法，构建本体，定义领域概念，并从多个数据源中自动提取实体、关系和属性信息进行填充。

（6）Viaf

Viaf是虚拟国际规范文档，王瑞云等[18]通过SPARQL语义查询抽取维基数据子图，初步构建国内知识库的中文院士实体与Wikidata实体的对齐以及与外部ID对应的知识库的实体对齐。罗钰敏等[19]针对已有文本相似度计算方法应用在实体对齐上准确率低的问题，提出一种加权平均Word2Vec的实体对齐方法。黄峻福等[20]针对传统实体对齐方法在中文异构网络百科实体对齐任务中效果不够显著的问题，提出一种基于实体属性与上下文主题特征相结合的实体对齐方法。

（7）多视图学习

贺梦洁[5]针对百度百科和维基百科中文版的实体差异较大的特点，提出基于主题模型的百科知识库实体对齐算法，利用狄利克雷分配模型和置信算法对其进行研究。庄严等[21]提出了基于分区块技术、人机结合及决策理论的众包知识库实体对齐方法，详细阐述了集体对齐算法，并介绍了常用的评测数据集。张伟莉等[22]针对传统实体对齐方法中的有监督学习算法依赖大量标注数据，以及特征表示不适用于百科知识库等问题，提出一种基于半监督协同训练的实体对齐方法。

（8）Adaboost

Adaboost是一种迭代算法，通过对同一个训练集训练不同的分类器（弱分类器），然后将这些弱分类器聚集在一起，形成一个更强的最终分类器（强分类器）。刘振鹏等[23]使用潜在狄利克雷分配模型对网络百科非结构化数据进行建模，采用改进的置信传播算法求解LDA模型中的隐藏参数，进而生成实体特征向量进行相似度计算，通过计算结果判断是否可以对齐。吕旸[24]将循环神经网络应用到实体对齐算法中，提出了两种基本的基于孪生循环神经网络的实体对齐算法。

近年来药品安全舆情的实体对齐模型研究呈上升趋势，受关注程度也越来越高，但总体来说，各研究机构及作者间的学术合作较少，研究成果数量仍然偏少。研究者们更注重于解决该问题的方法及措施，从理论模型研究转向对于实际问题的关注，并在这一方面取得了不错的研究成果。

6.1.3 研究的基本内容与拟解决的主要问题

1.研究的基本内容

本章提出与实现了基于KMeans的聚类实体对齐方法和属性对齐方法，并对百度医疗百科（药物、中医药）、人民网舆情频道（食点药闻）、药品不良反应报告、中国上市药品说明书的实体和属性信息进行了实体对齐和属性对齐。本章研究的主要内容有以下三个方面：

（1）数据获取和预处理

获取百度医疗百科（药物、中医药）、人民网舆情频道（食点药闻）、药品不良反应报告、中国上市药品说明书等药品安全舆情信息进行数据清洗、手工标记等处理。

（2）实体对齐

通过实体对齐方法解决了同一实体不同名称表示最终指向一个实体的问题。利用KMeans聚类算法对处理后的数据集进行实体对齐。

（3）属性对齐

在实体对齐后，对实体对应的属性信息进行属性对齐。本章提出并实现了利用KMeans聚类算法的属性对齐方法，融合TF-IDF计算相似度，最后实现属性对齐。

2.拟解决的主要问题

（1）实体对齐问题：如何构建实体对齐关系，在解决实体对齐问题中用到哪些算法及实现的步骤。

（2）属性对齐问题：解决如何构建属性对齐关系，该方法的算法流程和实现步骤，以及该方法如何判断样本之间的相似性或距离，比较样本之间的相似性。

6.1.4 研究方法及措施

1.实体对齐问题方法研究

从百度医疗百科（药物、中医药）、人民网舆情频道（食点药闻）、药品不良反应报告、中国上市药品说明书等获取药品安全舆情相关的数据信息。

（1）对数据信息进行预处理，包括数据标记、停用字处理等操作，其结果以表格形式存储在本地文件中。

（2）对处理后的数据集进行词频向量化、特征提取和权重计算。利用TF-IDF方法来计算权重，构建相应的权重向量。

（3）进行数据降维。

（4）采用KMeans聚类算法对实体进行对齐并预测值。

（5）输出实体对齐结果，计算准确率。

2.属性对齐问题方法研究

（1）从百度医疗百科（药物、中医药）、人民网舆情频道（食点药闻）、药品不良反应报告、中国上市药品说明书等获取药品安全舆情相关的实体对应的属性数据信息。

（2）对数据信息进行预处理，包括数据标记、停用字处理等，输出结果以Excel文件形式保存在本地。

（3）对处理后的数据集进行词频向量化、特征提取与权重计算。权重计算采用TF-IDF方法计算，计算相似度并构建对应的权重向量。

（4）进行数据降维。

（5）采用KMeans聚类算法对属性进行对齐并预测值。

（6）输出属性对齐结果，计算准确率。

6.2 药品安全舆情的实体对齐模型与算法

6.2.1 基本概念与模型

1.实体对齐概述

实体对齐（Entity Alignment）是指对异构数据源知识库中的实体在现实世界中寻找相同的实体。实体对齐的常用方法是使用实体的属性信息来确定是否可以对齐不同的源实体，其目的是确定具有不同信息源的两个或多个实体在现实世界中是否指向同一个对象。如果多个实体表示同一对象，则在实体之间建立对齐，并融合和聚合实体中包含的信息。实体对齐图示如图6-9所示，主要有下列概念：

本体:通常用来描述特定领域的概念和概念之间的关系,可以用来表示结构化的知识。

实体：是指具有共同特征的客观事物的总称，包括本体中定义的类别、属性、实例等基本要素。

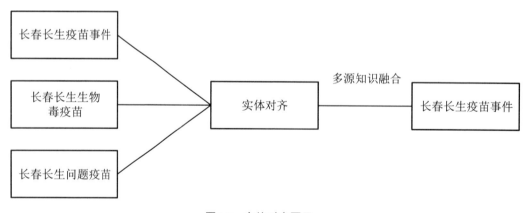

图6-9　实体对齐图示

2.属性对齐概述

属性对齐（Attribute Aligment）模型是确定两个或多个属性是否可以表示同一个属性，将不同来源或不同名称但表示相同属性的属性进行集成，从而获得更准确、更丰富的属性信息。主要有以下概念：

属性：用于描述实体的内在特性。

属性对齐示意图如图6-10所示，长春长生疫苗属性对齐示意图如图6-11所示。

三大百科属性				
百科	Attribute$_1$	Attribute$_2$	……	Attribute$_n$
百度百科	a_{11}	a_{12}		a_{1n}
百度医疗百科	a_{21}	a_{22}		a_{2n}
人民网舆情频道	a_{31}	a_{32}		a_{3n}

属性对齐	
属性	对齐过程
Attribute$_1$	Attribute$_1$=align（a_{11}，a_{21}，a_{31}）
Attribute$_2$	Attribute$_2$=align（a_{12}，a_{22}，a_{32}）
……	……
Attribute$_n$	Attribute$_n$=align（a_{1n}，a_{2n}，a_{3n}）

输出结果
A_T=aggr（Attribute$_1$，Attribute，……，Attribute$_n$）

图6-10　属性对齐示意图

长春长生疫苗实体属性				
实体	药品名称	生产企业	……	检测单位
长春长生疫苗	冻干人用狂犬病疫苗	长春长生生物科技有限责任公司	……	Null
长春长生问题疫苗	狂犬病疫苗	长春长生	……	国家药品监督管理局
长春长生百白破疫苗	百白破疫苗	长春长生生物科技有限公司	……	中国食品药品检定研究院

属性对齐	
属性	对齐过程
药品名称	药品名称=align（冻干人用狂犬病疫苗，狂犬病疫苗，百白破疫苗）
生产企业	生产企业=align（长春长生生物科技有限责任公司，长春长生，长春长生生物科技有限公司）
……	……
检测单位	检测单位=align（国家药品监督管理局，中国食品药品检定研究院）

输出结果
A_T=aggr（药品名称，生产企业，……，检测单位）

图6-11　长春长生疫苗属性对齐示意图

3.实体和属性对齐模型

本章采用Word2Vec模型及词向量（Distributed Representation）来构建实体及属性对齐模型。Word2Vec通过训练将文本内容的处理转换为数学形式的计算，该数学计算方式是基于K维向量空间的向量运算。向量空间的相似度可以用来表示文本的语义相似度。CBOW（Continuous Bag-of-words Model）是Word2Vec的一种训练模型，可利用上下文来预测目标词，如图6-12所示。$w(t)$为当前词，$w(t-2)$、$w(t-1)$、$w(t+1)$、$w(t+2)$为上下文，通过$w(t)$相邻窗口的多个词来预测当前词概率。

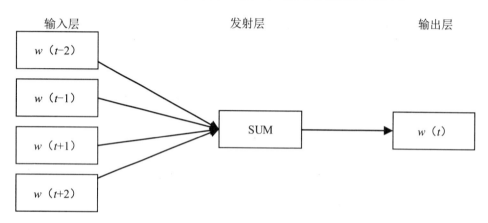

图6-12　COBW模型

词向量以低维实数向量的形式表示词。词向量中的每个值表示通过上下文分析获得的语义和语法解释特征，其特征是使用有用的语法和语义特征来表示该词。

词向量公式：

$$Word = (w_1, \ w_2, \ w_3, \ \cdots, \ w_{n-1}, w_n) \tag{6-1}$$

其中，Word用n个w_i权重表示，每一个权重用一个实数表示，n表示词向量的维度，W_k表示每个特征值。

两个词的相似度计算公式如下：

$$Sim(Word_1, \ Word_2) = \frac{\sum_{k=1}^{n} w_k(Word_1) \times W_k(Word_2)}{\sqrt{\sum_{k=1}^{n} W_k^2(Word_1)} \times \sqrt{\sum_{k=1}^{n} W_k^2(Word_2)}} \tag{6-2}$$

TF-IDF（Term Frequency-Invers Document Frequency）根据该词在文本中出现的次数和该文档在整个语料库中出现的频率，计算该词在整个语料库中的重要性。它的优点是可以过滤掉常见但不重要的词，同时保留影响整个文本的重要词。计算方法如公式（6-3）所示。

$$tfidf_{i,j} = tf_{i,j} \times idf_i \tag{6-3}$$

其中，式中$tfidf_{i,j}$表示词频$tf_{i,j}$和倒文本词频idf_i，TF-IDF值越大，表示该特征词对这个文本的重要性越大。

TF（Term Frequency）表示某个关键词在整篇文章中出现的频率。公式（6-4）是TF词频的计算公式。

$$tf_{i,j} = \frac{n_{i,j}}{\sum_k n_{k,j}}$$ （6-4）

其中，$n_{i,j}$为特征词t_i在文本d_j中出现的次数，$\sum_k n_{k,j}$是文本d_j中所有特征词的个数。计算结果为特定特征词的词频。

IDF（Invers Document Frequency）表示计算倒写文本的频率，主要用于减少所有文档中一些常见但不重要的词的影响。公式（6-5）是IDF的计算公式。

$$idf_{i,j} = \log\frac{|D|}{1+|D_{t_i}|}$$ （6-5）

其中，$|D|$表示语料中文本的总数，$|D_{t_i}|$表示文本中包含特征词t_i的数量，为防止该词语在语料库中不存在，则使用$1+|D_{t_i}|$作为分母。

6.2.2 实体和属性对齐算法

1.算法思想

KMeans聚类。k均值聚类算法（KMeans clustering algorithm）是一种迭代求解聚类分析算法。给定n个样本的数据集和待生成的簇K，将样本组织成k个分区（$k \leq n$），每个分区代表一个簇。同一簇中的样本尽可能接近或相似，而不同簇中的样本尽可能远离或不同。以样本间的距离作为相似性度量。整个簇由簇内样本的平均值表示，整个簇由簇中心区域的一个样本表示，如图6-13所示。

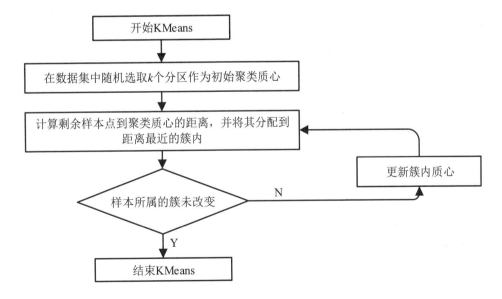

图6-13 KMeans算法流程图

2.算法流程

算法流程如下：

Step1：获取数据，自行构造数据使用。

```
data = pd.read_excel（r"./data/药物实体属性.xls"）
    attribute = list（data["实体属性"]）
```

Step2：停用词处理：自定义停用词，核查数据去掉无用的词，将存在停用词的数据替换为空格。

```
result = list（）
for row in array:
    result.append
            re.sub（r"[%s]"%stop_str，"，"，row）
```

Step3：构建词库。

```
entity = stopWordsHandle（entity）
attribute = stopWordsHandle（attribute）
```

Step4：进行词频向量化，将中文词向量化便于计算。

```
vertorizer = TfidfVectorizer（sublinear_tf=True，max_df=0.46）
transformer = TfidfTransformer（）
freq_words_matrix = vertorizer.fit_transform（array）
```

Step5：获取词袋，计算TF-IDF以及权重。

```
words = vertorizer.get_feature_names（）
tfidf = transformer.fit_transform（freq_words_matrix）
weight = freq_words_matrix.toarray（）
```

Step6：进行数据降维，将数据维数压缩，降低原数据集的维数，从而削减聚类分析中的特征数量。

```
n_components=（weight.shape[0]//2）-1
copy=True
whiten=False
svd_solver='auto'
```

Step7：数据对齐：通过KMeans进行聚类和预测，获取真实类别和算法对齐类别的索引下标，判断真实类别和算法类别的每一个索引下标是否一致。

```
clf = KMeans（    ）
    n_clusters = k_
    max_iter=10000
    init="KMeans++"
    tol=1e-6
```

Step8：构造输出数据，输出为excel文件。

```
def structureOutput（df，en_label，att_label）：
```

```
try:
    df.to_excel (r"./result/output.xlsx"，index=False )
    print ("文件输出成功！")
except:
    print ("文件输出错误！")
```

Step9：计算准确率，输出准确率计算结果。

entity_score，attribute_score = calcScore (df)

print ("实体对齐准确率：%s%%，属性对齐准确率：%s%%"% (entity_score*100，attribute_score*100))

6.3 实验设计与结果分析

6.3.1 实验设计

1.实验环境

本章在PC上搭建测试环境，以保证后续测试的顺利进行。其具体实验软硬件环境如表6-4所示。

表6-4   系统测试环境

硬件配置	Intel（R） Core（TM） i5-7200U CPU @ 2.50GHz 2.70GHz
	内存：4.0GB
	外部存储：硬盘500G
软件环境	操作系统：Windows10
	Java环境：JDK1.8
	开发工具：Pycharm
	Pycharm版本：JetBrains PyCharm Community Edition 2017.1 x64

2.实验分组和评价

在文本实验分类中，将实验分为两部分，分别为实体对齐实验和属性对齐实验。其中，本章采用实体及属性对齐是否正确及准确率（Accuracy）来评估药品安全舆情实体及属性对齐的性能，其具体定义为：

Accuracy：A=（符合条件的测定值个数/总测定值个数）×100%

表6-5   实验评价指标

实验名称	实验描述	评价指标		
实体对齐实验	输入从药品安全舆情文本中识别出的实体，输出实体对齐情况	单个实体的对齐类别	单个实体的对齐是否正确	准确率
属性对齐实验	输入从药品安全舆情文本中识别出的实体及其属性，输出属性对齐情况	单个属性的对齐类别	单个属性的对齐是否正确	准确率

6.3.2 实验数据

1.数据获取和预处理

本章数据来自百度医疗百科（药物、中医药）、人民舆情频道（食点药闻）、药品不良反应报告、中国上市药品说明书及药品安全舆情等，获取到的原始数据文本内容比较杂乱，需进行进一步的数据预处理。

数据清洗：删除文本内容中多余的空格和重复的字段。对存在的缺失值进行填充，将异常值进行处理后对所需数据进行分组。

数据标记：对需要的数据集进行手工打标签标记，将相同类实体标记为一类，便于后续数据及算法的处理与实现。

2.数据集

通过上述步骤将源数据进行处理之后得到可用的数据集，处理后的实体及属性部分数据如表6-6和表6-7所示。

表6-6　实体对齐实验数据

序号	舆情文本内容	实体名称	类别
1	2012年4月15日，央视《每周质量报告》栏目播出《胶囊里的秘密》，曝光了在浙江省新昌县号称"胶囊之乡"的儒岙镇，大量国家明令禁止用作食品药品原料的工业明胶，被用于加工制作药品的胶囊	胶囊里的秘密	0
2	毒药囊最终流入药品企业，进入患者腹中。由于皮革在工业加工时，要使用含铬的鞣制剂，因此这样制成的胶囊，往往重金属铬超标。经检测，修正药业等9家药厂13个批次药品，所用胶囊重金属铬含量超标	毒药囊	0
3	铬超标胶囊事件发生后，党中央、国务院高度重视，中央领导同志多次作出重要批示，要求严肃依法查处。公安部第一时间部署河北、浙江、江西、山东等地公安机关介入侦查，积极会同有关部门开展查处工作。4月25日，最高人民检察院渎职侵权检察厅负责同志带领两个工作组分赴河北、浙江等地，听取当地"毒胶囊"事件蔓延和发展情况，并与当地检察机关共同研究介入事件调查，开展深挖事件背后执法监管人员渎职等职务犯罪工作。高检院侦查监督厅、公诉厅联合下发通知，要求对制售铬超标胶囊相关犯罪依法从严打击，准确定性，依法快捕、快诉	铬超标胶囊	0
4	吉林省辉南天宇药业股份有限公司于15日在其官网上发出一篇《关于我企业使用抗病毒胶囊壳重金属"铬"含量的说明》。"说明"中提到，在2000版药典中，检验标准没有重金属铬的含量测定，只是规定重金属的含量标准为不超过5mg/kg。曝光的我企业抗病毒胶囊（产品批号：091102），是2009年11月份生产的，正是执行2000版药典标准，所生产抗病毒胶囊（产品批号：091102）为合格产品	抗病毒胶囊	0
5	长春长生疫苗事件对徐州市儿童家长二类疫苗接种态度的影响调查	长春长生疫苗事件	1
6	论公共采购领域中的腐败犯罪风险与消减思路——以"长春长生生物毒疫苗"事件为切入点	长春长生生物毒疫苗	1
7	新媒体环境下舆情流变因素探析——以"长春长生问题疫苗"为例	长春长生问题疫苗	1

表6-7　属性对齐实验数据

序号	实体名称	属性名称			类别
	事件名称	药品名称	生产企业	检测单位	
1	长春长生疫苗事件	冻干人用狂犬病疫苗	长春长生生物科技有限责任公司	null	0
2	长春长生疫苗事件	人用狂犬病疫苗	长春长生	null	0
3	长春长生问题疫苗事件	狂犬病疫苗	长春长生	国家药品监督管理局	0
4	长春长生百白破疫苗事件	吸附无细胞百白破联合疫苗	长春长生生物科技有限公司	中国食品药品检定研究院	1
5	长春长生百白破疫苗事件	百白破疫苗	武汉生物制品研究所有限责任公司	null	1
6	长春长生百白破疫苗事件	百白破疫苗	长春长生	null	1
7	江苏脊灰疫苗过期事件	脊髓灰质炎口服活疫苗	null	null	2
8	江苏脊灰疫苗过期事件	脊髓灰疫苗	null	null	2

6.3.3 实验结果与分析

1.实体对齐实验结果与分析

将上述数据集输入运行，验证其性能，实体对齐结果如表6-8和图6-14所示。

表6-8　实体对齐实验结果

序号	实体名称	类别	实体对齐后的类别	实体对齐是否正确	正确率
1	胶囊里的秘密	0	2	1	
2	毒胶囊	0	2	0	
3	铬超标胶囊	0	2	0	
4	抗病毒胶囊	0	2	0	
5	长春长生疫苗事件	1	4	1	68.75%
6	长春长生生物毒疫苗	1	4	1	
7	长春长生问题疫苗	1	4	1	
8	齐齐哈尔第二制药厂	2	1	1	
9	齐二药事件	2	1	1	
10	齐齐哈尔第二制药有限公司	2	1	1	

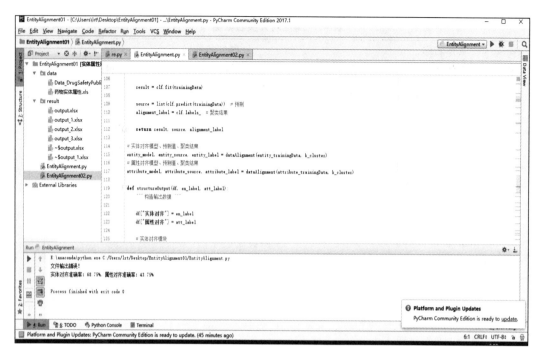

图6-14 实体对齐实验运行结果

由上可知，基于KMeans的聚类算法能够实现实体及数据集的正确分类，相同类实体类别标号一致，实体对齐正确则输出为1，不正确则为0。根据实体对齐后是否对齐正确计算准确率，评测实体对齐情况。

2.属性对齐实验结果与分析

将上述数据集输入运行，验证其性能，属性对齐结果如表6-9～表6-11和图6-15所示。

表6-9 属性"药品名称"的对齐实验结果

| 序号 | 实体名称 | 类别 | 属性名称 | 属性对齐后的 | 属性对齐是否 | 正确率 |
	事件名称		药品名称	类别	正确	
1	长春长生疫苗事件	0	冻干人用狂犬病疫苗	0	1	
2	长春长生疫苗事件	0	人用狂犬病疫苗	0	1	
3	长春长生问题疫苗事件	0	狂犬病疫苗	0	0	
4	长春长生百白破疫苗事件	1	吸附无细胞百白破联合疫苗	2	1	
5	长春长生百白破疫苗事件	1	百白破疫苗	1	0	37.5%
6	长春长生百白破疫苗事件	1	百白破疫苗	1	0	
7	江苏脊灰疫苗过期事件	2	脊髓灰质炎口服活疫苗	2	0	
8	江苏脊灰疫苗过期事件	2	脊髓灰疫苗	2	0	

表6-10　属性"生产企业"的对齐实验结果

序号	实体名称 事件名称	类别	属性名称 生产企业	属性对齐后的类别	属性对齐是否正确	正确率
1	长春长生疫苗事件	0	长春长生生物科技有限责任公司	2	1	37.5%
2	长春长生疫苗事件	0	长春长生	1	0	
3	长春长生问题疫苗事件	0	长春长生	1	0	
4	长春长生百白破疫苗事件	1	长春长生生物科技有限公司	2	0	
5	长春长生百白破疫苗事件	1	武汉生物制品研究所有限责任公司	2	0	
6	长春长生百白破疫苗事件	1	长春长生	1	0	
7	江苏脊灰疫苗过期事件	2	null	0	1	
8	江苏脊灰疫苗过期事件	2	null	0	1	

表6-11　属性"检测单位"的对齐实验结果

序号	实体名称 事件名称	类别	属性名称 检测单位	属性对齐后的类别	属性对齐是否正确	正确率
1	长春长生疫苗事件	0	null	0	1	50%
2	长春长生疫苗事件	0	null	0	1	
3	长春长生问题疫苗事件	0	国家药品监督管理局	1	1	
4	长春长生百白破疫苗事件	1	中国食品药品检定研究院	2	1	
5	长春长生百白破疫苗事件	1	null	0	0	
6	长春长生百白破疫苗事件	1	null	0	0	
7	江苏脊灰疫苗过期事件	2	null	0	0	
8	江苏脊灰疫苗过期事件	2	null	0	0	

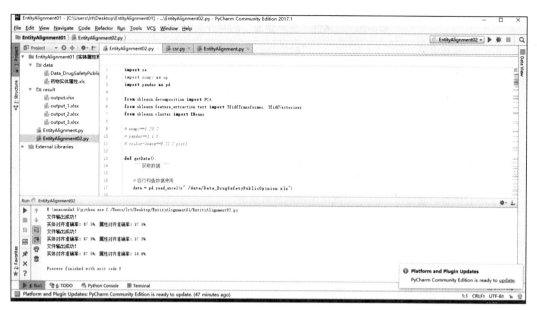

图6-15　属性对齐实验运行结果

由上可知，基于词向量及Word2Vec模型，利用KMeans聚类算法能够实现属性及数据集的正确分类，本实验分别对三类实体的三个属性进行了对齐，包括"药品名称""生产企业""检测单位"，同一实体属性值可能会存在名称不同或是空值的情况，这就使得属性对齐后的准确率较低。

聚类算法对齐的结果与手动标注的标签不一定相同，这是正常的，这是由KMeans算法的特性之一，即每次训练出的类别标签不一定会一致导致的，但是结果是正确的对齐，只要相同的实体及属性对齐是同一个类别就是成功对齐。

6.4　本章小结

随着社会科技与网络技术的不断发展，药品安全事件层出不穷，人们对于此类事件的关注度也越来越高。面对大量的网络信息，如何及时发现与药品安全舆情相关的信息是人们关注的首要问题。本章利用基于Python的实体对齐模型与算法对药品安全舆情数据进行分析建模研究。主要研究工作如下：（1）实体对齐模型与算法设计实现，对数据进行标记降维等处理，构建数据语料库，设计KMeans算法，完成对数据集的分类分析，构建实体对齐关系，实现实体对齐。（2）属性对齐模型与算法设计实现，对获取的实体数据的属性数据进行标记降维等处理，构建属性数据语料库，融合TF-IDF方法，计算相似度，利用KMeans算法进行属性聚类分类分析，实现属性对齐。通过设计实体及属性相关模型算法，可以从海量药品安全舆情数据中获取有利的数据信息，帮助人们更好地认识药品安全相关事件舆情信息。

对药品安全舆情的实体对齐模型与算法进行了相关研究，包括实体对齐与属性对齐，利用KMeans算法及TF-IDF权重计算，进行了聚类研究。但是本章的研究仍然存在很多的不足：（1）所选用构建的数据集较少，可能不符合真实情况，不过可以将真实数据运用到模型中，得出真正有价值的结果，以便进行相关的数据分析，为人们提供更好的舆情导向。（2）设计的算法对于属性融合还未实现，有所不足，可以学习一些关于融合方面的算法及技术，对属性对齐的实现更完整。

本章参考文献

[1] 熊先兰，罗广源.大数据背景下食品药品突发事件社会舆情治理对策探讨[J].湖南科技大学学报（社会科学版），2020（3）：170-177.

[2] 宋文欣.面向医疗领域的实体对齐研究[D].哈尔滨：哈尔滨工业大学，2018.

[3] 杨秀璋.实体和属性对齐方法的研究与实现[D].北京：北京理工大学，2016.

[4] 王静.大数据环境下药品安全突发事件预警研究[D].南京：南京邮电大学，2018.

[5] 贺梦洁.百科知识库实体对齐算法研究[D].保定：河北大学，2019.

[6] 徐静，张文学.基于TRIZ的药品安全舆情引导管理研究[J].科技管理研究，2020（7）：258-265.

[7] 文东旭.药品安全突发事件的应急处置[J].中国党政干部论坛，2019（11）：86-87.

[8] 代文彬，华欣.京津冀食品安全舆情协同治理：一个文献综述[J].天津商业大学学报，2019（1）：48-52，73.

[9] 潘琪，江莹，姜素芳，等.浙江省食品药品企业应急管理主体责任体系建设调查分析[J].中国药业，2019（3）：79-83.

[10] 黄艳，李振存.浙江乐清开展食药安全突发事件应急演练[J].食品安全导刊，2017（29）：61.

[11] 刘琼辉.关于对河北省食品药品安全应急管理问题的研究[D].保定：河北大学，2015.

[12] 喻国明.健康传播的舆情特点与常态分布——基于2016年国内食药安全热点事件的量化分析[J].新闻与写作，2018（5）：50-55.

[13] 公敬一.山东省食品安全网络舆情监督研究[D].天津：天津大学，2018.

[14] 王会勇，论兵，张晓明，等.基于联合知识表示学习的多模态实体对齐[J].控制与决策，2020，35（12）：2855-2864.

[15] 苏佳林，王元卓，靳小龙，等.自适应属性选择的实体对齐方法[J].山东大学学报（工学版），2020（1）：14-20.

[16] 朱继召，乔建忠，林树宽.表示学习知识图谱的实体对齐算法[J].东北大学学报（自然科学版），2018（11）：1535-1539.

[17] 贾丙静，马润.基于实体对齐的知识图谱构建研究[J].佳木斯大学学报（自然科学版），2018（3）：453-455，464.

[18] 王瑞云，贾君枝.基于外部ID的中文实体对齐分析——以中国科学院院士Wikidata数据子集为例[J].国家图书馆学刊，2020（2）：102-113.

[19] 罗钰敏，刘丹，尹凯，等.加权平均Word2Vec实体对齐方法[J].计算机工程与设计，2019（7）：1927-1933.

[20] 黄峻福，李天瑞，贾真，等.中文异构百科知识库实体对齐[J].计算机应用，2016（7）：1881-1886，1898.

[21] 庄严，李国良，冯建华.知识库实体对齐技术综述[J].计算机研究与发展，2016（1）：165-192.

[22] 张伟莉，黄廷磊，梁霄.基于半监督协同训练的百科知识库实体对齐[J].计算机与现代化，2017（12）：88-93.

[23] 刘振鹏，贺梦洁，张彬，等.基于主题模型的百科知识库实体对齐[J].计算机应用研究，2019（11）：3286-3289，3343.

[24] 吕旸.基于孪生循环神经网络的实体对齐算法研究[D].南京：南京大学，2018.

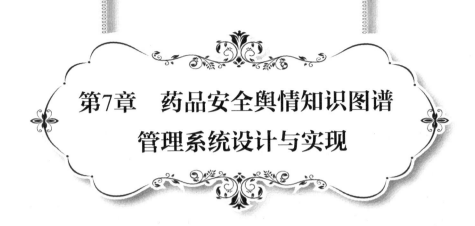

第7章 药品安全舆情知识图谱管理系统设计与实现

药品安全舆情的知识图谱数据管理系统利用知识工程技术对显性知识进行有效的识别、获取、开发、分解、使用、存储和共享,同时尽量使隐性知识转化为显性知识。知识管理以知识共享和创新为主要目的,重点解决舆情信息超载而知识匮乏的问题,重视舆情显性知识和隐性知识的交互作用。本章首先交代了药品安全舆情知识图谱管理系统问题的背景及其研究意义,同时介绍了国内外学者对知识图谱的研究。主要进行了药品安全舆情知识图谱管理系统的需求分析,为了更加清晰地分析其需求,分别从以下几点进行了分析:组织分析、定义边界、获取业务用例、业务建模、概念建模和关键业务用例。绘制系统用例图、用活动图绘制用例实现,分析了核心业务的用例规约,设计出将数据、业务、逻辑和表示层分离的系统架构,再选取现在比较成熟且符合本系统特点的框架作为本系统开发框架。将各个分析类分解成每一个具体的类,即将边界类、实体类、控制类等都映射到设计类,建立设计模型,并设计各对象、软件架构各层次的接口,以及采用Java语言、Springboot框架、MySQL和Neo4j数据库实现了原型系统。

7.1 绪论

7.1.1 研究背景与意义

知识图谱理论是C. Hoede和F. N. Stokman等人提出的。知识图谱是一个知识库，其中的基本元素是概念和概念之间的关系，它经过图谱的方式来展示学科的内在结构和发展历程[1-3]。将知识图谱应用到搜索引擎中，不仅能够更有效地向用户展示最核心的内容信息，同时也可以为用户展示比较完整的知识体系[4]。随着社交平台的发展，社交网络中的搜索业务也直线上升，基于关键字匹配的传统搜索方式已经不能满足人们的需求。随着基于深度学习的知识表示研究的不断演化，谷歌于2012年提出知识图谱概念，旨在通过点和边的描述方式连接万物信息实体，通过信息的连接进行面向应用的知识计算，为顶层设计提供多样的知识服务[5]。知识图谱的目标在于描述真实世界中存在的各种实体和概念，以及这些实体、概念之间的关联关系。知识图谱可以看成是一张巨大的图，图中的节点表示实体或概念，而图中的边则由关系构成。由此可知，知识图谱并不是本体的替代品，相反，它是在本体的基础上进行了丰富和扩充，这种扩充主要体现在实体层面[6]。本体中突出和强调的是概念以及概念之间的关联关系，而知识图谱则是在本体的基础上，增加了更加丰富的关于实体的信息。本体描述了知识图谱的数据模式，即为知识图谱构建数据模式相当于为其建立本体[7]。

按照覆盖面，知识图谱可以分为通用知识图谱和行业知识图谱。目前已经发布的知识图谱基本都是通用知识图谱，它强调的是广度，因而强调更多的是实体，很难生成完整的全局性本体层的统一管理。另外，通用知识图谱主要应用于搜索等业务，对准确度要求不是很高[8]。行业知识图谱则相反，有如下几个特点：对准确度要求非常高，通常用于辅助各种复杂的分析应用或决策支持；有严格丰富的数据模式，行业知识图谱中的实体通常属性比较多且具有行业意义；目标对象需要考虑各种级别的人员，不同人员对应的操作和业务场景不同。知识图谱根据其所包含的知识的范畴可细分为开放知识图谱和垂直领域知识图谱[9]。开放知识图谱所包含的知识是没有领域之分的，它旨在获取一切重要的概念、实体意义及它们之间的关系。垂直领域知识图谱所包含的知识具有很强的领域针对性，它通常是为刻画某个特定领域的知识而构建的[10]。目前国外开发的大型知识图谱有谷歌推出的谷歌知识图谱[11]，垂直领域知识图谱有地理领域的GeoTVames3等。国内目前还没有成功构建出大型的、有影响力的垂直领域知识图谱。

药品安全关系公众生命健康，药品安全事件易成为社会焦点事件，药品安全网络舆情因其准确性难以检验、传播广泛，且对政府公信力有负面影响，越来越受到各方的重视[12]。知识图谱作为符号主义发展的最新成果，是人工智能的重要基石。随着知识图谱规模的日益扩大，其数据管理问题愈加重要。一方面，以文件形式保存知识图谱无法满足用户的查询、检索、推理、分析及各种应用需求；另一方面，传统数据库的关系模型与知识图谱的图模型之间存在显著差异，关系数据库无法有效管理大规模知识图谱数据。为了更好地管理知识图谱，语义Web领域发展出专门存储RDF数据的三元组库[13]，数据库领域发展出用于管理属性图的图数据库。但是目前还没有一种数据库系统被公认为是具有主导地位的知识图谱数据库。在人工智能的蓬勃发展下,知识图谱涉及的知识抽取、表示、融合、推理、问答等关键问题得到一定程度的解决和突破,知识图谱成为知识服务领域的一个新热点,受到国内外学者和工业界的广泛关注[14]。

随着知识时代的来临,知识图谱作为知识组织工具,在各个领域将扮演越来越重要的角色,知识图谱以其强大的语义处理能力和开放互联特征,为网络舆情分析提供了智能、高效的知识组织支撑。与传统的信息组织方法相比,基于知识图谱的网络舆情管理架构最明显的特征就是采用知识图谱作为主要的信息组织方式。网络舆情知识图谱构建引擎负责知识图谱的构建与动态更新。构建知识图谱首先要选择合适的数据源,然后确定合适的构建方法。知识图谱中的知识必须能够动态更新,不断完善和丰富。药品安全舆情的知识图谱数据管理系统利用知识工程技术对显性知识进行有效的识别、获取、开发、分解、使用、存储和共享,同时尽量使隐性知识转化为显性知识。知识管理以知识共享和创新为主要目的,重点解决舆情信息超载而知识匮乏的问题,重视舆情显性知识和隐性知识的交互作用。

7.1.2 国内外研究现状

知识图谱(Knowledge Graph)的研究最早是由国外提出的。知识图谱在2012年加入Google搜索,2012年5月16日正式发布。建立知识图谱的目标是让用户能够使用此功能提供的信息来解决他们的查询问题,而不必导航到其他网站并自己汇总信息[15]。Google把知识图谱定义为图结构的语义网络。知识图谱整合了CIA的世界概况,Freebase和维基百科中的信息,其语义网络包含超过570亿个对象,超过18亿个介绍,这些不同的对象之间有链接关系,用来理解搜索关键词的含义。2012年11月4日,Google知识图谱新增了7种语言:西班牙语、法语、德语、葡萄牙语、日语、俄罗斯语及意大利语。知识图谱概念的提出即为了整合来源不同的知识,解决多义和消歧的问题,并形成一个反映知识之间相关情况的综合型知识网。目前已知大规模的知识平台,英文大规模知识数据包括:Dbpedia[16],有4000万实体,250种类别,5亿条事实,6000种属性;Yago[17],有1000万实体,35万种类别,1.8亿条事实,100种属性,100种语言;Freebase[18],有2500万实体,2000种主题,1亿条事实,4000种属性;谷歌知识图谱,包括5亿实体以及35亿条事实;NELL,包括300万条实体名,300种类别,500种属性,100万条事实,1500万条学习规则等;中文知识数据方面,由Open-kg收录整理,包括金融、气象、社交、地理等领域共80个大小不等的数据集。知识图谱是一种图的数据结构,相比于单纯的文字信息,图的表示则更直观也更容易被人所理解。在知识图谱上,信息的表示方式更直观。知识图谱重在表示信息之间的关系,由"实体—关系—实体"或者"实体—属性—属性值"的关系的连接而构成[19]。

1.药品舆情研究现状

通过CNKI设置"主题"为"舆情","发表时间"设置为"2010年9月1日—2019年9月1日",检索出药品舆情23条。徐静[20]在分析药品安全舆情引导需求功能模型的基础上，借鉴不同管理领域的参数特征，经过比较、分析和筛选构成描述药品安全舆情引导管理的备选参数指标，并采用面向对象的信息系统建模方法，使用SpringBoot+MyBatis框架及Vue前端开发技术，基于Eclipse+ Webstorm开发工具，运用MySQL数据库，分析、设计和开发了药品安全舆情引导管理信息系统。喻国明[21]根据2016年《中国食品报》舆情系统采集的热点事件和相关案例作为舆情数据库，确立变量与操作化指标，建立食药安全舆情事件的热度评价指标体系。潘琪、王广平[22]提出开发监测技术系统、建设监测及应对的专业人员队伍、建立日常监测及应对制度、加强交流沟通、有效引导网络舆情等方面的措施建议。曾润喜[23]利用层次分析法构建了警源、警兆、警情三类因素和现象的网络舆情突发事件预警指标体系。杨爽等[24]从词性特征、情感特征、句式特征、语义特征4个方面，提取动词、名词、情感词、否定词等14个特征，运用SVM方法对微博情感进行5级分类。

2.基于知识图谱的舆情研究现状

我国国内知识图谱在舆情分析中，主要的研究内容为舆情监测、情感倾向分析、文本数据分析。王新平等[25]利用信息可视化软件CiteSpaceIII对药品质量研究文献的关键词、机构、作者作了相应的科学知识图谱分析。分析结果表明，我国药品质量在研究内容和方向深入和细化的同时，也逐渐与相近的研究领域结合。李雯静等[26]从舆情主题的角度重点列出了网络舆情信息分析的指标，并给出了具体的指标计算方法。杜智涛等[27]利用灰色预测与模式识别方法构建网络舆情预测预警模型。朱腾飞[28]提出了面向医药领域的知识库构建方法并实现了基于该医药领域知识库的知识检索。一是构建面向医药行业的知识库，从垂直网站、百科类站点以及医药电商站点获取数据，经过数据清洗，采用基于规则与词典的方法进行命名实体识别，采用基于统计机器学习方法进行关系抽取，然后进行知识加工，最终构建一个医药领域知识库；二是基于医药领域知识库进行知识检索，首先基于HMM和CRF的方法完成对输入的语义分析，然后构建知识检索模型，完成知识检索并展示应用情况。

7.1.3 研究的基本内容和拟解决的主要问题

1.药品安全舆情知识图谱数据存储

完备的知识图谱包含大量的信息，信息由一条条的<实体，关系，实体>或<实体，属性，属性值>形式的元数据所组成。获取重要人物和机构的多维属性，最后构建事件、人物、机构的多维属性体系及关系类型，以事件、人物、机构为实体，事件、人物、机构之间的关系为关联，构建舆情知识图谱。

2.药品安全舆情知识图谱数据检索

在药品安全网络舆情预警技术中，需要预先设定部分目标词。用户在系统中输入事件、人物、机构的多维属性进行查询，系统返回与这些节点有关系的所有实体，如果实体过于多，系统将会选择深度为1层或2层的深度遍历，查询出热点事件、人物、机构之间的关系，返回给用户。

3.药品安全舆情知识图谱数据管理

在管理药品安全舆情知识图谱中，需要管理知识图谱的实体、实体的属性和实体之间的关系。完备的知识图谱中含有大量的实体，以事件、人物、机构为实体，事件、人物、机构之间的关系为关联，构建舆情知识图谱。

药品安全舆情知识图谱管理系统的核心业务，如表7-1所示。

表7-1　核心业务表

基本内容	关键因素	观测点
舆情信息录入	采集信息	采集药品安全相关的舆情信息
	录入信息	基于自然语言分析方法，对舆情内容进行自然语言分析、特征提取、关联分析，挖掘舆论主体内容侧重点进行知识录入
知识图谱管理	查询节点	对于节点数较多的图谱，可以输入关键字进行查询节点，进而进行后续的管理操作
	管理图谱	针对每个热点事件，分别统计参与的重要人物和机构，获取个人物节点的多维属性

7.1.4　研究方法及措施

本章的研究方法和措施如图7-1所示。

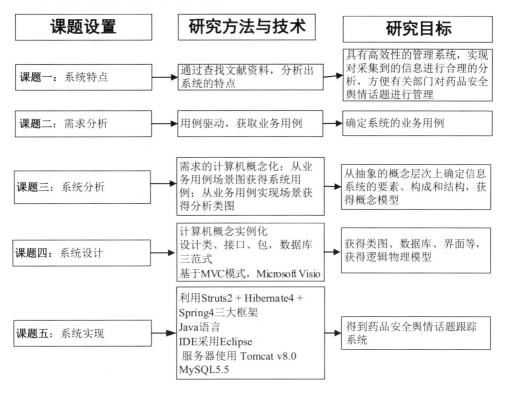

图7-1　研究方法及措施

7.2 需求分析

7.2.1 组织分析

1.组织目标分析

随着知识时代的来临，知识图谱作为知识组织工具，在各个领域扮演着越来越重要的角色，知识图谱以其强大的语义处理能力和开放互联特征，为网络舆情分析提供了智能、高效的知识组织支撑。与传统的信息组织方法相比，基于知识图谱的网络舆情管理架构最明显的特征就是采用知识图谱作为主要的信息组织方式。药品安全舆情的知识图谱数据管理系统利用知识工程技术对显性知识进行有效的识别、获取、开发、分解、使用、存储和共享，同时尽量使隐性知识转化为显性知识。知识管理以知识共享和创新为主要目的，重点解决舆情信息超载而知识匮乏的问题，重视舆情显性知识和隐性知识的交互作用。

2.组织机构分析

本系统的主要服务对象是药品安全舆情知识图谱管理人员，要想使得项目能够完整执行，离不开相应的机构。如图7-2所示是其组织机构。

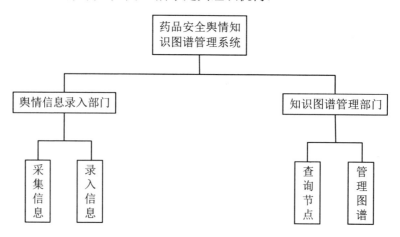

图7-2　组织机构图

3.组织职能分析

药品安全舆情知识图谱管理系统由舆情信息录入部门和知识图谱管理部门组成，其成员分别是信息录入员和图谱管理员。各部门的职能如下：

（1）舆情信息录入部门：主要对知识图谱的数据进行采集、整理、加工和录入。

（2）知识图谱管理部门：可以通过对每个热点舆情的多维属性对应的人物和机构的多维属性进行节点和边的管理。

7.2.2 需求获取

1.定义边界

根据前面所述的组织目标，推导出如下几个边界：

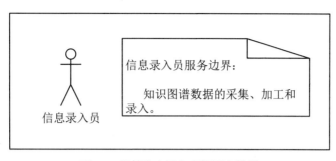

图7-3　舆情信息录入部门服务边界

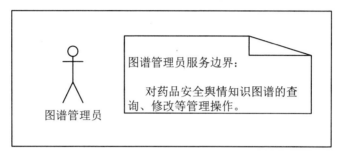

图7-4　知识图谱管理部门服务边界

2.发现主角

（1）信息录入员主要负责对知识图谱的数据进行采集和录入，所以信息录入员为业务主角；

（2）图谱管理员主要负责对录入的知识图谱信息进行一些查询和管理操作，所以图谱管理员为业务主角。

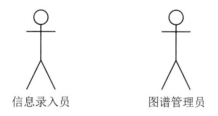

图7-5　业务主角

3.获取业务用例

（1）获取业务用例

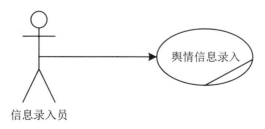

图7-6　信息录入员业务用例图

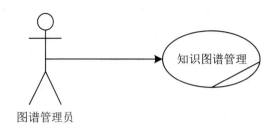

图7-7　图谱管理员业务用例图

（2）业务用例的用例视角

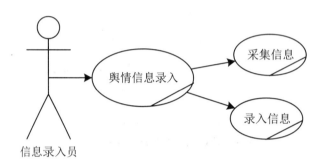

图7-8　信息录入员业务用例

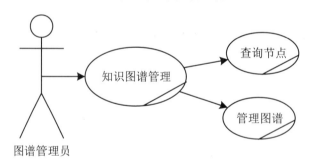

图7-9　图谱管理员业务用例

（3）业务用例的业务视角

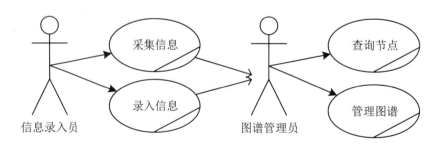

图7-10　业务视角"药品安全舆情知识图谱管理"业务用例图

7.2.3 业务建模

1.业务用例场景图

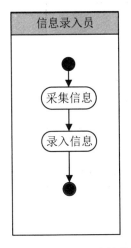

图7-11 信息录入员"舆情信息
录入"场景图

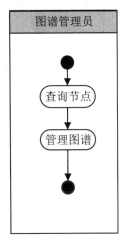

图7-12 图谱管理员"知识图谱
管理"场景图

2.用例实现场景图

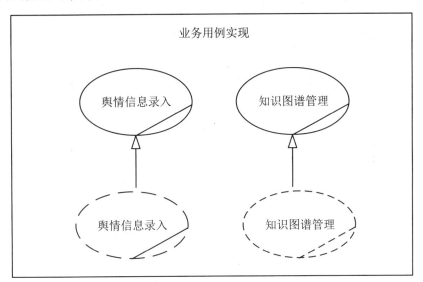

图7-13 业务用例实现场景图

3.业务用例场景图

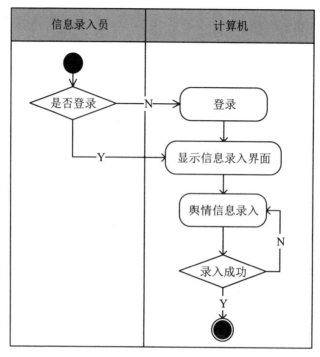

图7-14 信息录入员"舆情信息录入"实现场景图

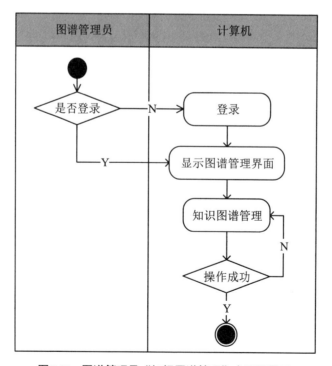

图7-15 图谱管理员"知识图谱管理"实现场景图

7.2.4 领域建模

1.业务实体 ER 模型

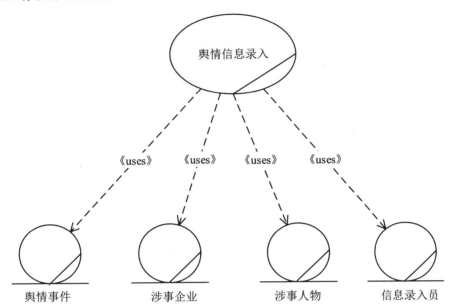

图7-16 信息录入员"舆情信息录入"ER模型

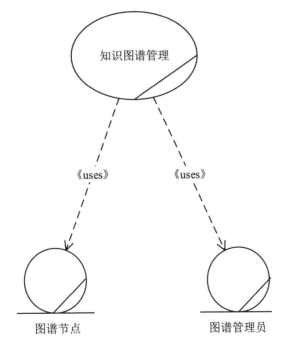

图7-17 图谱管理员"知识图谱管理"ER模型

2.领域建模

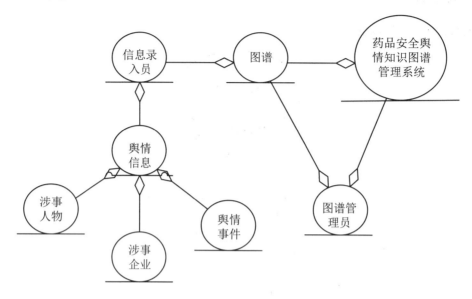

图7-18 药品安全舆情知识图谱管理系统领域模型

3.领域模型场景

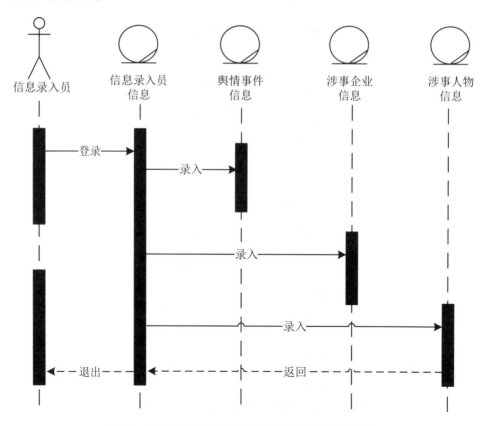

图7-19 信息录入员"舆情信息录入"领域模型场景

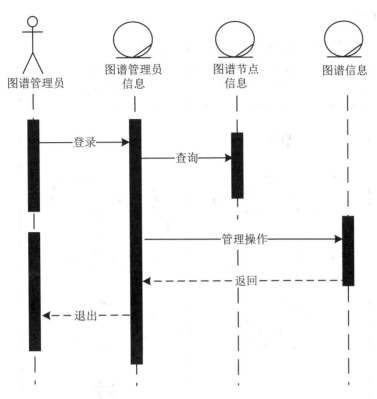

图7-20　图谱管理员"知识图谱管理"领域模型场景

7.2.5 提炼业务规则

表7-2　"舆情信息录入"用例规约

用例名称	舆情信息录入
用例描述	录入构成图谱的舆情信息
执行者	信息录入员
前置条件	信息录入员登录系统
后置条件	成功录入舆情信息
基本事件流描述	录入舆情事件；录入涉事企业；录入涉事人物

表7-3　"知识图谱管理"用例规约

用例名称	知识图谱管理
用例描述	管理药品安全舆情知识图谱中的节点等信息
执行者	图谱管理员
前置条件	图谱管理员登录系统
后置条件	成功保存修改后的知识图谱
基本事件流描述	管理节点属性；管理节点间关系

7.2.6 需求分析

从前述内容可推导出系统的业务主线图如图7-21所示。

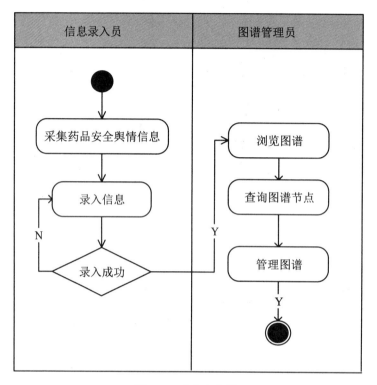

图7-21　业务主线图

1.建立概念模型

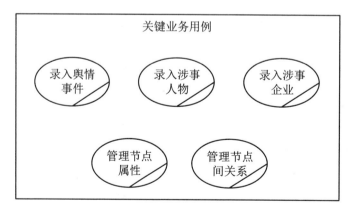

图7-22　关键业务用例

2.概念用例场景

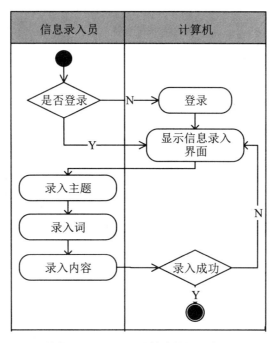

图7-23　信息录入员"录入舆情事件"概念用例场景图

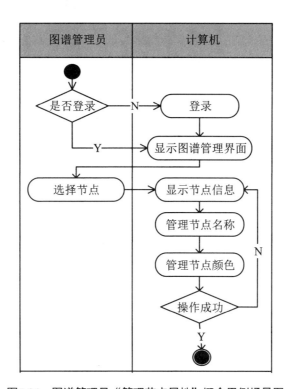

图7-24　图谱管理员"管理节点属性"概念用例场景图

3.业务实体 ER 模型

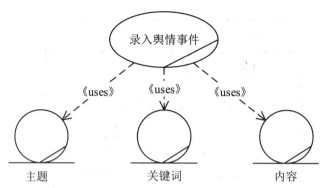

图7-25 信息录入员"录入舆情事件"概念用例场景图ER模型

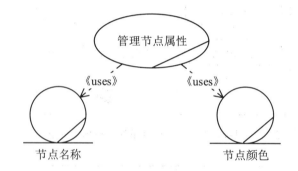

图7-26 图谱管理员"管理节点属性"概念用例场景图ER模型

4.领域模型场景

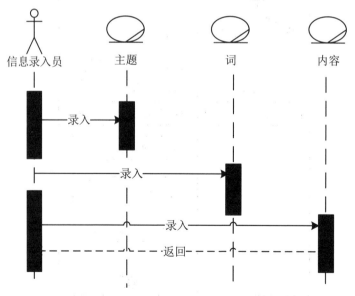

图7-27 信息录入员"录入舆情事件"领域模型场景

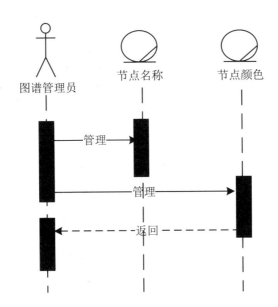

图7-28　图谱管理员"管理节点属性"领域场景模型

7.3 系统分析

7.3.1 建立系统用例

信息录入员的主要职能是录入舆情知识图谱（舆情事件-[]-涉事企业-[]-涉事人物），支持导入文件。

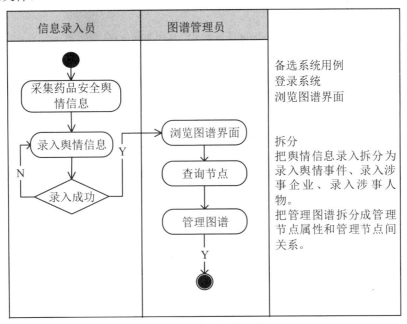

图7-29　系统用例获取图

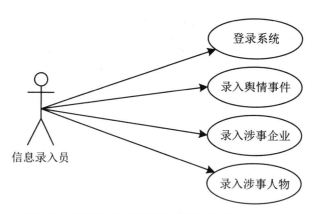

图7-30　信息录入员"舆情信息录入"系统用例图

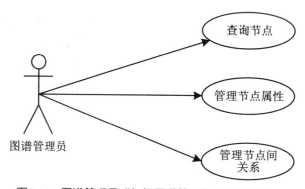

图7-31　图谱管理员"知识图谱管理"系统用例图

7.3.2 分析业务规则

表7-4　"舆情信息录入"分析业务规则

用例名称	舆情信息录入
用例描述	录入舆情事件、录入涉事人物、录入涉事企业
执行者	信息录入员
前置条件	信息录入员登录系统
后置条件	形成知识图谱
主流事件描述	①录入舆情事件 ②录入涉事企业 ③录入涉事人物
分支事件描述	信息录入员登录系统
异常事件描述	录入舆情信息格式有误
业务规则	应遵循录入规则

表7-5　"管理图谱节点"分析业务规则

用例名称	知识图谱管理
用例描述	管理药品安全舆情知识图谱中的节点等信息
执行者	图谱管理员
前置条件	图谱管理员登录系统
后置条件	成功保存修改后的知识图谱
主流事件描述	①管理节点属性 ②管理节点间关系
分支事件流	图谱管理员登录系统
异常事件流	节点属性管理错误
业务规则	应遵循管理规则

7.3.3　用例实现

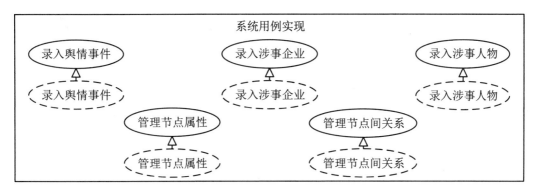

图7-32　药品安全舆情知识图谱管理系统用例实现图

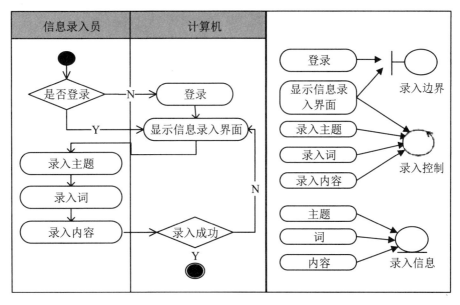

图7-33　信息录入员"录入舆情事件"分析类识别图

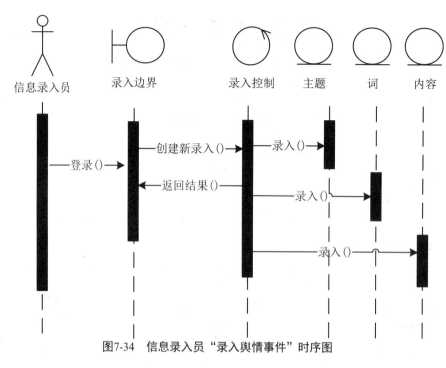

图7-34 信息录入员"录入舆情事件"时序图

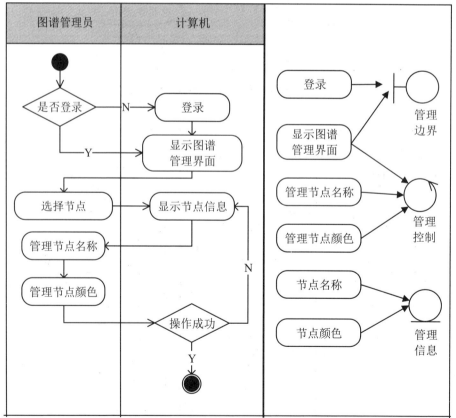

图7-35 图谱管理员"管理节点属性"分析类识别图

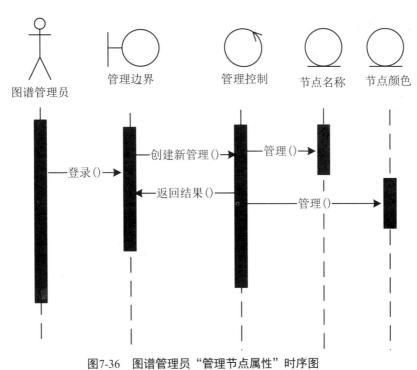

图7-36　图谱管理员"管理节点属性"时序图

7.3.4 软件架构和框架

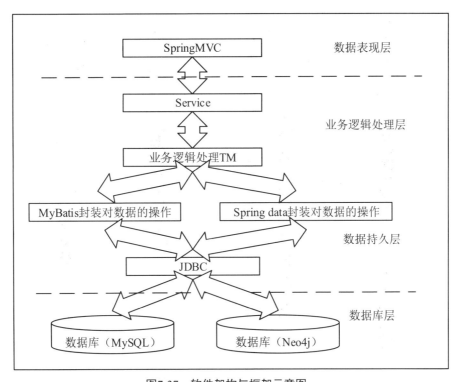

图7-37　软件架构与框架示意图

7.3.5 建立分析模型

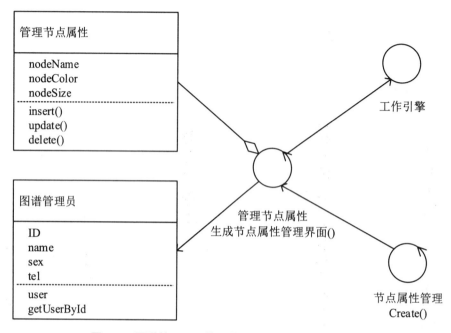

图7-38 图谱管理员"管理节点属性"的分析类图

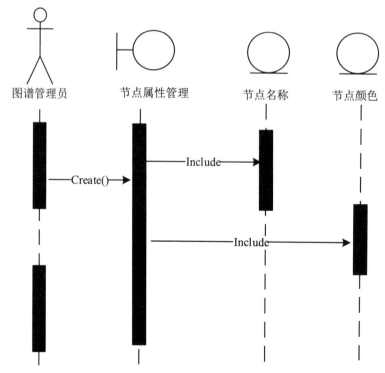

图7-39 图谱管理员"管理节点属性"的Web层实现

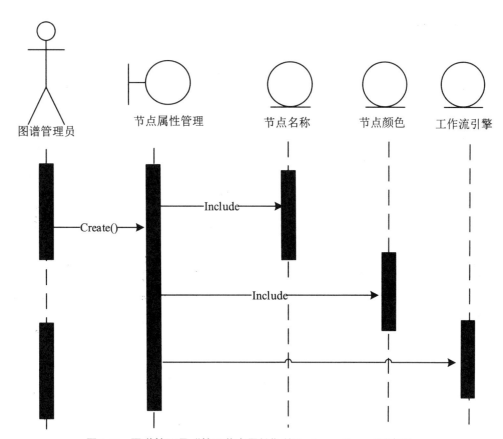

图7-40　图谱管理员"管理节点属性"的Business Control层实现

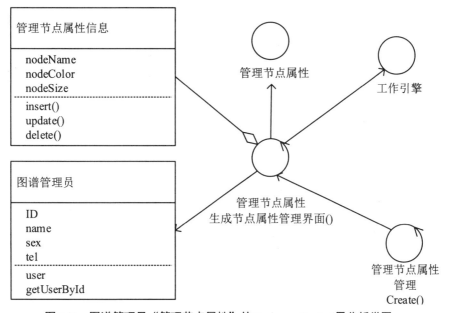

图7-41　图谱管理员"管理节点属性"的Business Control层分析类图

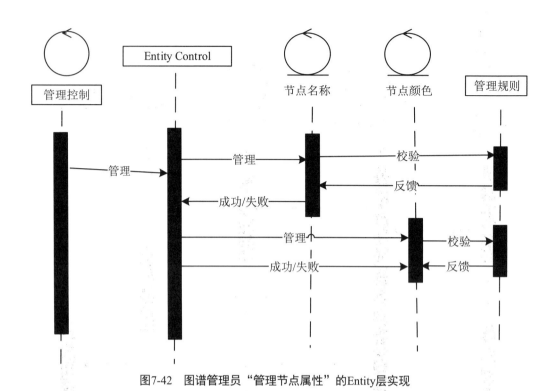

图7-42 图谱管理员"管理节点属性"的Entity层实现

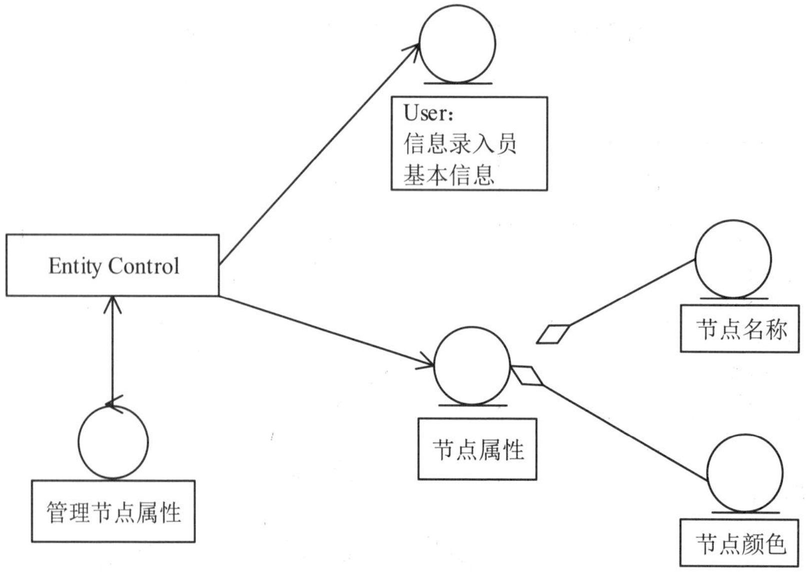

图7-43 图谱管理员"管理节点属性"的Entity层分析类图

7.4 系统设计

7.4.1 设计模型

1.实体分析类映射到设计类

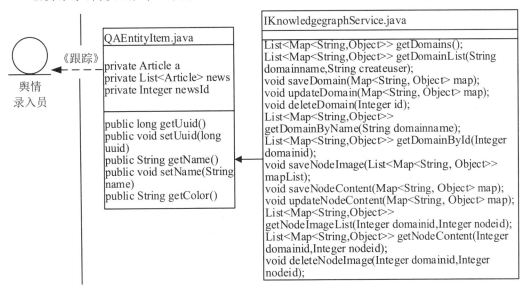

图7-44　知识图谱管理系统设计模型

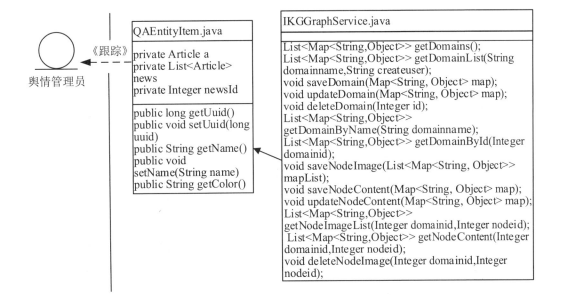

图7-45　知识图谱录入系统设计模型

2.控制分析类映射到设计类

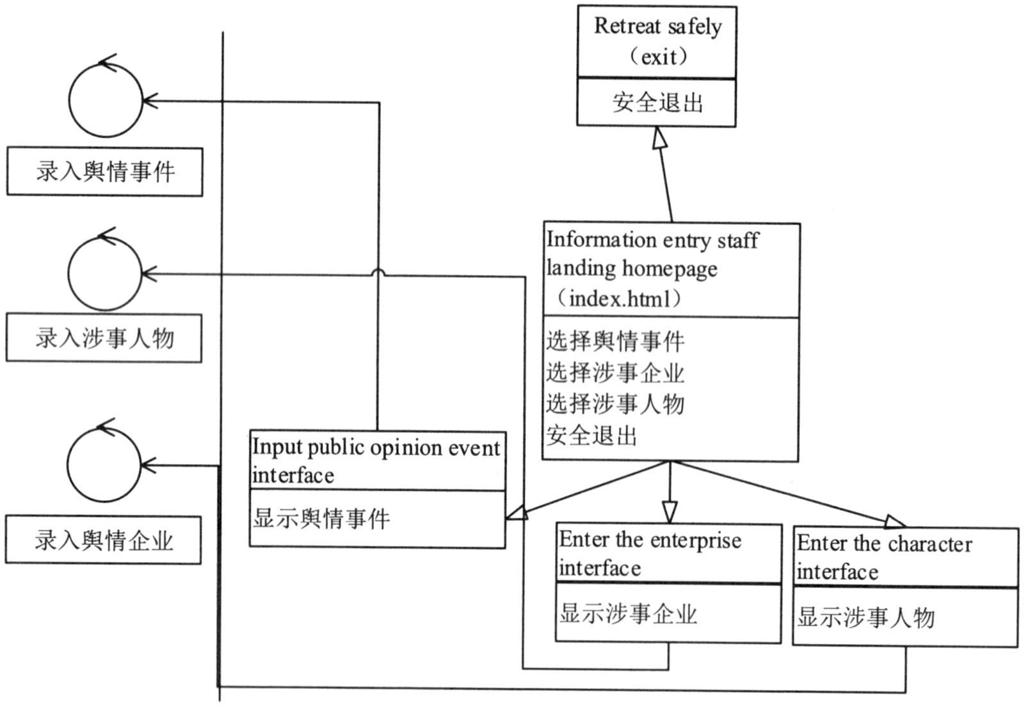

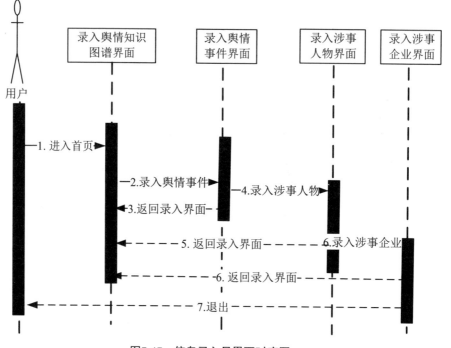

图7-46 信息录入员界面

图7-47 信息录入员界面时序图

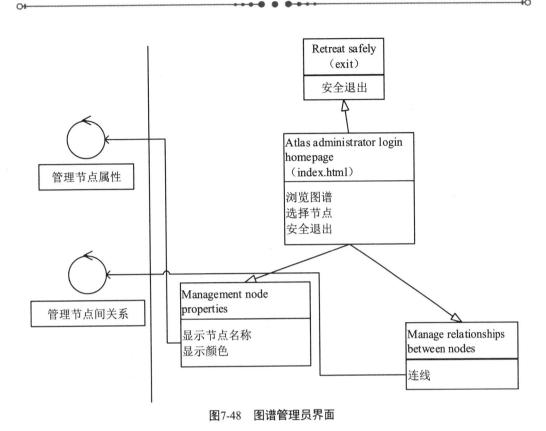

图7-48　图谱管理员界面

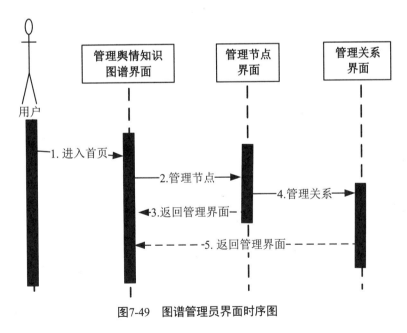

图7-49　图谱管理员界面时序图

7.4.2 接口设计

接口是子系统向外部程序提供功能调用的一组类，接口是向外部程序提供可用的操作，接口不是实例化的类。接口设计包括单个对象设计接口，为具有相似性的对象设计接口，为软件各层次设计接口。设计接口如表7-6和表7-7所示。

表7-6　知识图谱录入页面的接口设计

元素名称	跳转页面	备注
录入知识图谱	图谱展示页	展示数据
返回页面	返回JSON格式数据	根节点返回页面（kg/home）主页
返回节点种类列表	返回JSON格式数据	返回节点种类列表
返回某一节点域内所有的节点和关系	返回JSON格式数据	返回某一节点域内所有的节点和关系
返回所有节点域内的节点和关系	返回JSON格式数据	返回所有节点域内的节点和关系
执行自定义CQL语句	返回JSON格式数据	执行自定义CQL语句
返回某个节点的关系数	返回JSON格式数据	返回某个节点的关系数
创建节点	返回JSON格式数据	创建节点
得到某一域内某一节点有关联的节点	返回JSON格式数据	得到某一域内某一节点有关联的节点
更新某一域内某一节点的名字	返回JSON格式数据	更新某一域内某一节点的名字
创建节点	返回JSON格式数据	创建节点
批量创建节点间的关系	返回JSON格式数据	批量创建节点间的关系
批量创建子节点	返回JSON格式数据	批量创建子节点
创建链接	返回JSON格式数据	创建链接
更新链接名	返回JSON格式数据	更新链接名

表7-7　知识图谱管理页面的接口设计

元素名称	跳转页面	备注
管理知识图谱	图谱展示页	展示数据
返回页面	返回JSON格式数据	根节点返回页面（kg/home）主页
返回节点种类列表	返回JSON格式数据	返回节点种类列表
返回某一节点域内所有的节点和关系	返回JSON格式数据	返回某一节点域内所有的节点和关系
返回所有节点域内的节点和关系	返回JSON格式数据	返回所有节点域内的节点和关系
执行自定义CQL语句	返回JSON格式数据	执行自定义CQL语句
返回某个节点的关系数	返回JSON格式数据	返回某个节点的关系数
创建节点	返回JSON格式数据	创建节点
得到某一域内某一节点有关联的节点	返回JSON格式数据	得到某一域内某一节点有关联的节点
更新某一域内某一节点的名字	返回JSON格式数据	更新某一域内某一节点的名字
创建节点	返回JSON格式数据	创建节点
批量创建节点间的关系	返回JSON格式数据	批量创建节点间的关系
批量创建子节点	返回JSON格式数据	批量创建子节点
创建链接	返回JSON格式数据	创建链接
更新链接名	返回JSON格式数据	更新链接名
删除节点	返回JSON格式数据	删除节点
删除域名	返回JSON格式数据	删除域名
删除关系	返回JSON格式数据	删除关系

7.4.3 包设计

包图是一种维护和描述系统总体结构之间构建模型的重要建模工具，通过对图中各个包以及包之间的关系的描述，展示系统模块之间的依赖关系。

表7-8　包设计

包名	功能	存放的文件
com.warmer.kgmaker.config	系统配置文件	WebAppConfig.java
com.warmer.kgmaker.controller	控制器	BaseController.java；FileController.java；KGMangerController.java
com.warmer.kgmaker.dal	数据访问接口	IKGraphRepository.java IKnowledgeraphRepository.java
com.warmer.kgmaker.entity	实体类	QAEntityLtem.java
com.warmer.kgmaker.query	实体响应类	GraphQuery.java
com.warmer.kgmaker.service	服务	IKGGraphService.java；IKnowledgegraphService.java
com.warmer.kgmaker.util	工具类	Neo4jConfig.java；Neo4jUtill.java R.Java；CSvUtill.java DateUtil.java；FileResult.java

7.4.4 数据库设计

1.MySQL 数据库设计

表 7-9　知识图谱域名信息表（KnowledgeGraphDomain）

字段名称	数据类型	长度	说明
ID	Int	11	编号，主键
Name	varchar	25	节点域名
NodeCount	int	11	节点数量
ShipCount	int	11	关系数量
Status	int	11	域名状态
CreateUser	varchar	11	创建人

表 7-10　知识图谱节点内容表（Knowledge Node Detail）

字段名称	数据类型	长度	说明
ID	int	11	ID 主键
DomainId	int	11	节点域 ID
NodeId	int	11	节点 ID
Status	int	11	节点状态
Content	varchar	255	节点内容
CreateTime	date	11	创建时间
ModifyTime	date	11	修改时间

表 7-11　知识图谱节点图片表（KnowledgeNodeDetailFile）

字段名称	数据类型	长度	说明
ID	int	11	ID 主键
DomainId	int	11	节点域 ID
NodeId	int	11	节点 ID
Status	int	11	节点状态
FileName	varchar	255	节点说明图片保存链接
CreateTime	date	11	创建时间
ModifyTime	date	11	修改时间

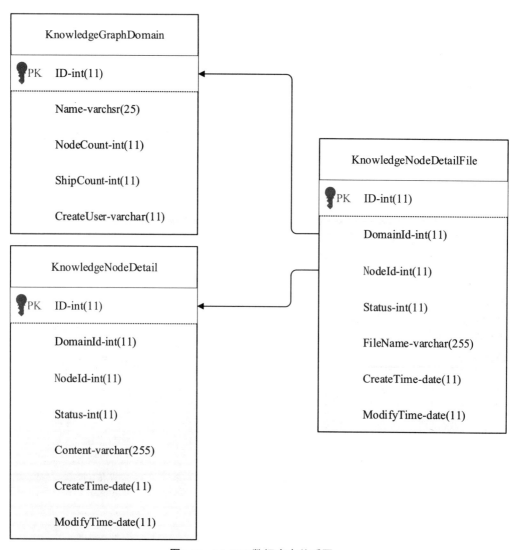

图7-50　MySQL数据库表关系图

2.Neo4j 数据库设计

表7-12　节点属性信息表

字段名称	数据类型	长度	说明
name	varchar	20	节点名称
uuid	int	11	节点ID
r	int	11	节点半径
fx	int	11	横坐标
fy	int	11	纵坐标
model	Varchar	20	节点域

7.5　系统实现

7.5.1　药品安全舆情知识图谱节点模块

表7-13　知识图谱录界面主要元素

元素功能	元素描述	必须/可选	数据校验
管理知识图谱	接口	可选	管理员、用户
返回页面	接口	可选	用户
返回节点种类列表	接口	可选	管理员、用户
返回某一节点域内所有的节点和关系	接口	可选	管理员、用户
返回所有节点域内的节点和关系	接口	可选	管理员、用户
执行自定义CQL语句	接口	可选	用户
返回某个节点的关系数	接口	可选	用户
创建节点	接口	可选	管理员、用户
得到某一域内某一节点有关联的节点	接口	可选	管理员、用户
更新某一域内某一节点的名字	接口	可选	管理员、用户
创建节点	接口	可选	管理员、用户
得到某一域内某一节点有关联的节点	接口	可选	管理员、用户
更新某一域内某一节点的名字	接口	可选	管理员、用户
创建节点	接口	可选	用户
批量创建节点间的关系	接口	可选	管理员、用户
批量创建子节点	接口	可选	管理员、用户

1.药品安全舆情首页

首页主要包括舆情图谱列表、节点个数、操作菜单、导入、导出功能按钮，如图7-51所示。

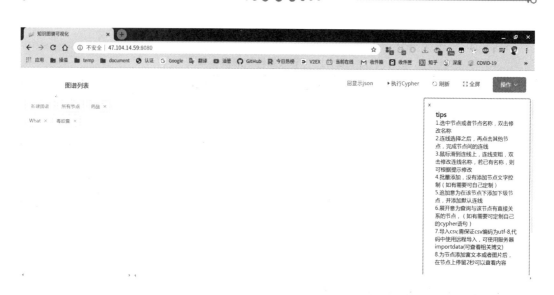

图7-51　知识图谱管理系统首页

知识系统打开某一域节点，如图7-52所示。

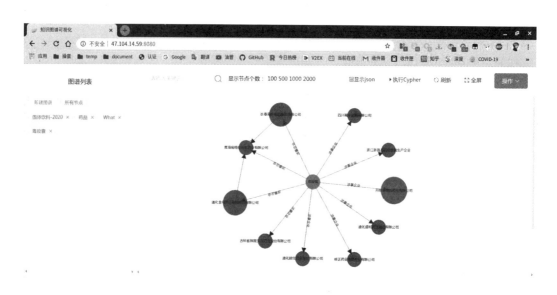

图7-52　知识系统打开某一域节点

知识系统打开某一域节点的关键代码
```
@ResponseBody
    @RequestMapping（value = "/getdomaingraph"）
    public R<HashMap<String，Object>> getDomainGraph（GraphQuery query）｛
        R<HashMap<String，Object>> result = new R<HashMap<String，Object>>（）；
        try｛
```

```
        HashMap<String，Object> graphData = KGGraphService.getdomaingraph
（query）；
            result.code = 200;
            result.data = graphData;
        } catch　（Exception e）　{
            e.printStackTrace（）；
            result.code = 500;
            result.setMsg（"服务器错误"）；
        }
        return result;
}
```

2.药品安全舆情图谱节点删除

删除图谱节点界面如图7-53所示。

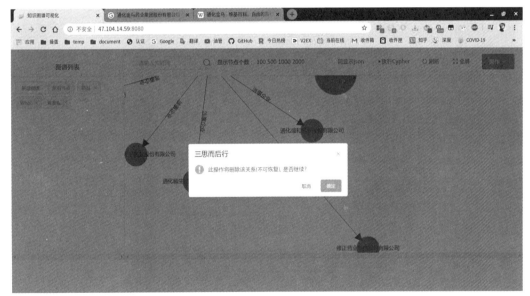

图7-53　知识图谱删除某一域的某一节点

删除图谱节点的关键代码

```
@ResponseBody
    @RequestMapping（value = "/deletenode"）
    public R<List<HashMap<String, Object>>> deletenode（String domain，long nodeid）
{
        R<List<HashMap<String，Object>>> result = new R<List<HashMap<String，
Object>>>（）；
        try {
            List<HashMap<String，　Object>> rList = KGGraphService.deletenode
（domain，nodeid）；
```

```
            result.code = 200;
            result.setData（rList）;
            return result;
        } catch （Exception e）  {
            e.printStackTrace（）;
            result.code = 500;
            result.setMsg（"服务器错误"）;
        }
        return result;
    }
```

3.修改图谱节点信息

修改药品安全图谱节点的信息，如图7-54所示。

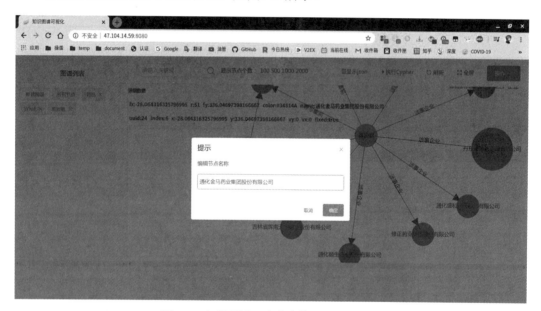

图7-54 知识图谱双击节点修改节点信息

```
修改图谱节点信息的关键代码
@ResponseBody
    @RequestMapping（value = "/updatenodename"）
    public R<HashMap<String,Object>> updatenodename(String domain, String nodeid,
String nodename)  {
        R<HashMap<String, Object>> result = new R<HashMap<String, Object>>（）;
        HashMap<String, Object> graphNodeList = new HashMap<String, Object>（）;
        try {
            if （!StringUtil.isBlank（domain）） {
                graphNodeList = KGGraphService.updatenodename（domain, nodeid,
nodename）;
```

```
            if （graphNodeList.size（）＞0）｛
                result.code = 200;
                result.setData（graphNodeList）;
                return result;
            ｝
        ｝
    ｝ catch （Exception e）｛
        e.printStackTrace（）;
        result.code = 500;
        result.setMsg（"服务器错误"）;
    ｝
    return result;
｝
```

4.图谱节点弹出菜单

单击图谱节点弹出菜单，删除、追加、扩展、编辑、连线，如图7-55所示。

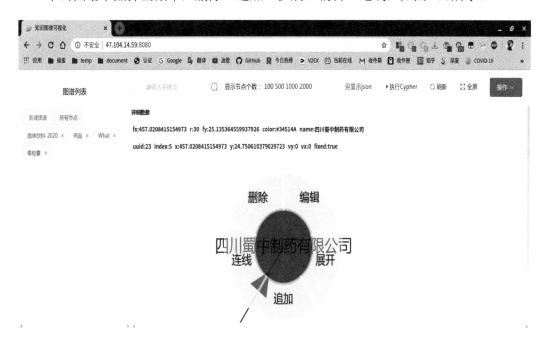

图7-55　单击节点弹出节点菜单

```
图谱节点弹出菜单的关键代码
buttonEnter.append（"text"）
                    .attr（"transform", function （d，i）｛
                        return "translate（" + arc.centroid（d）＋"）";
                    ｝）
```

```
                    .attr（"text-anchor"，"middle"）
                    .text（function　（d，i）{
                        var zi = [];
                        zi[0] = "编辑";
                        zi[1] = "展开";
                        zi[2] = "追加";
                        zi[3] = "连线";
                        zi[4] = "删除";
                        return zi[i]
                    }）
```

5.菜单编辑按钮

单击图谱菜单编辑按钮，弹出面板修改节点半径、颜色，添加图片和文字说明，如图7-56～图7-58所示。

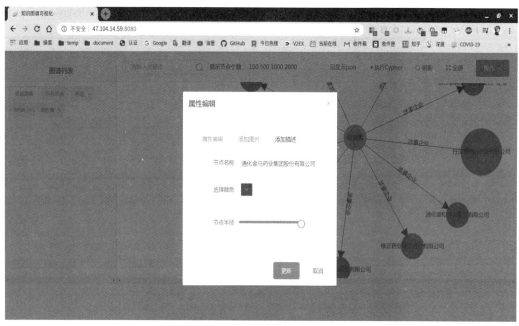

图7-56　单击节点菜单的编辑按钮

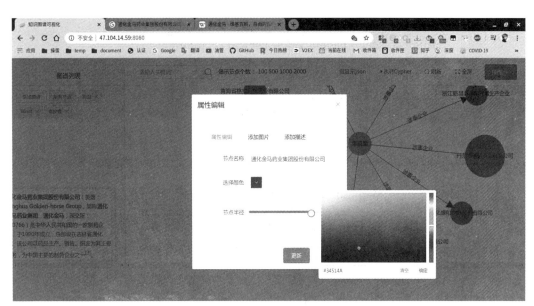

图7-57　修改节点颜色和半径

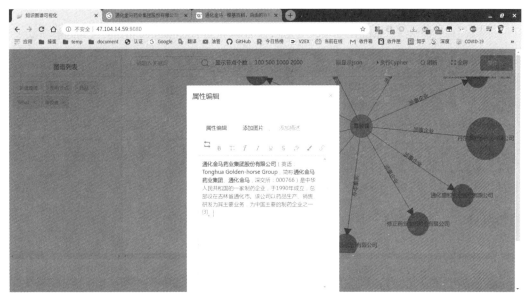

图7-58　给节点添加描述文档

菜单编辑的关键代码
```
@ResponseBody
  @RequestMapping（value = "/savenodecontent"）
  public R<String> savenodecontent（@RequestBody Map<String，Object> params）｛
      R<String> result = new R<String>（）；
      try｛
          String username = "tc";
          int domainid = （int）  params.get（"domainid"）；
```

```
            String nodeid = params.get（"nodeid"）.toString（）;
            String content = params.get（"content"）.toString（）;
            List<Map<String，Object>> domainList = kgservice.getDomainById
（domainid）;
            if（domainList != null && domainList.size（）> 0）{
                String domainName = domainList.get（0）.get（"name"）.toString（）;
                // 检查是否存在
                List<Map<String，Object>> items = kgservice.getNodeContent
（domainid，Integer.parseInt（nodeid））;
                    if（items != null && items.size（）> 0）{
                        Map<String，Object> olditem = items.get（0）;
                        Map<String，Object> item = new HashMap<String，Object>（）;
                        item.put（"domainid"，olditem.get（"DomainId"））;
                        item.put（"nodeid"，olditem.get（"NodeId"））;
                        item.put（"content"，content）;
                        item.put（"modifyuser"，username）;
                        item.put（"modifytime"，DateUtil.getDateNow（））;
                        kgservice.updateNodeContent（item）;
                        result.code = 200;
                        result.setMsg（"更新成功"）;
                    } else {
                        Map<String，Object> sb = new HashMap<String，Object>（）;
                        sb.put（"content"，content）;
                        sb.put（"domainid"，domainid）;
                        sb.put（"nodeid"，nodeid）;
                        sb.put（"status"，1）;
                        sb.put（"createuser"，username）;
                        sb.put（"createtime"，DateUtil.getDateNow（））;
                        if（sb != null && sb.size（）> 0）{
                            kgservice.saveNodeContent（sb）;
                            result.code = 200;
                            result.setMsg（"保存成功"）;
                        }
                    }
                // 更新到图数据库，表明该节点有附件，加个标识，0=没有，1=有
                KGGraphService.updateNodeFileStatus（domainName，
Long.parseLong（nodeid），1）;
            }

    } catch（Exception e）{
            e.printStackTrace（）;
            result.code = 500;
            result.setMsg（"服务器错误"）;
    }
    return result;
}
```

6.查看文字说明

鼠标悬停在节点上2秒显示节点描述说明，如图7-59所示。

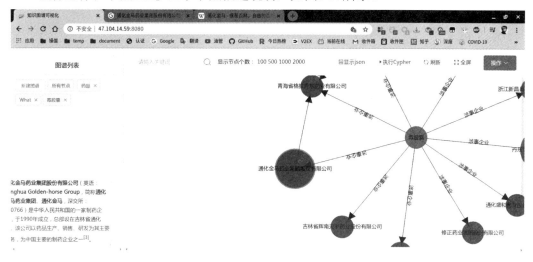

图7-59　鼠标悬停在节点上2秒显示节点描述说明

7.添加节点图片

在弹出的面板内选择添加图片选项卡，选择图片上传，如图7-60～图7-62所示。

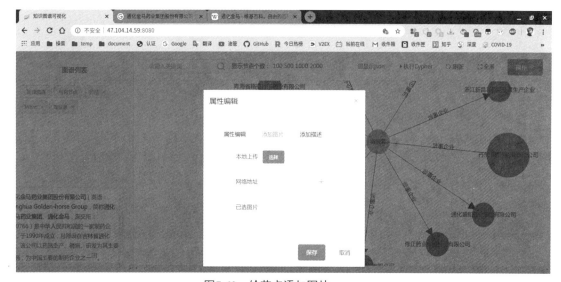

图7-60　给节点添加图片

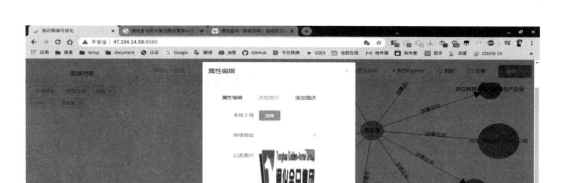

图7-61　显示预览图片

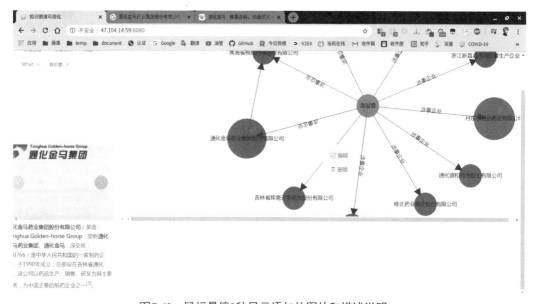

图7-62　鼠标悬停2秒显示添加的图片和描述说明

```
添加节点图片的关键代码
@ResponseBody
    @RequestMapping（value = "/getnodedetail"）
    public R<Map<String，Object>> getNodeDetail（int domainid，int nodeid）{
        R<Map<String，Object>> result = new R<Map<String，Object>>（）;
        try {
            Map<String，Object> res = new HashMap<String，Object>（）;
            res.put（"content"，""）;
            res.put（"imagelist"，new String[]{}）;
            List<Map<String，Object>> contents = kgservice.getNodeContent
（domainid，nodeid）;
            if（contents != null && contents.size（）> 0）{
```

```
            res.replace（"content"，contents.get（0）.get（"Content"））；
        }
        List<Map<String ， Object>> images = kgservice.getNodeImageList
（domainid，nodeid）；
        if （images != null && images.size（） > 0） {
            res.replace（"imagelist"，images）；
        }
        result.code = 200;
        result.setData（res）；
    } catch （Exception e） {
        e.printStackTrace（）；
        result.code = 500;
        result.setMsg（"服务器错误"）；
    }
    return result;
}
```

8.修改关系

单击节点之间的关系修改关系的名称，如图7-63和图7-64所示。

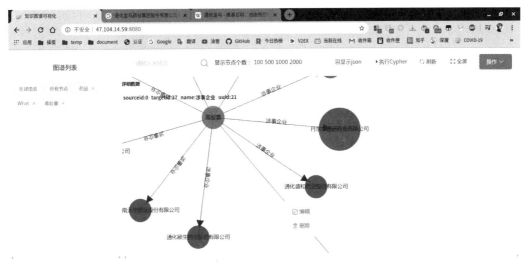

图7-63　修改关系菜单

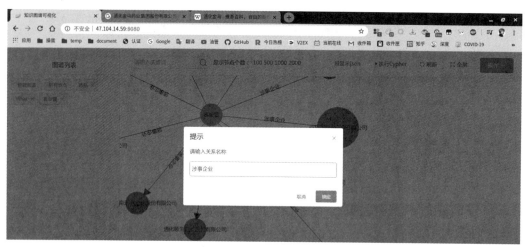

图7-64　修改关系名称

```
关键代码
@ResponseBody
    @RequestMapping（value = "/updatelink"）
    public R<HashMap<String，Object>> updatelink（String domain，long shipid，String
shipname）｛
        R<HashMap<String，Object>> result = new R<HashMap<String，Object>>（）；
        try ｛
            HashMap<String，Object> cypherResult = KGGraphService.updatelink
（domain，shipid，shipname）；
            result.code = 200;
            result.setData（cypherResult）；
        ｝ catch （Exception e） ｛
            e.printStackTrace（）；        result.code = 500;        result.setMsg（"服务
器错误"）；        ｝
        return result;
    ｝
```

9.创建新的节点域

点击首页左侧创建新的药品安全舆情图谱，如图7-65和图7-66所示。

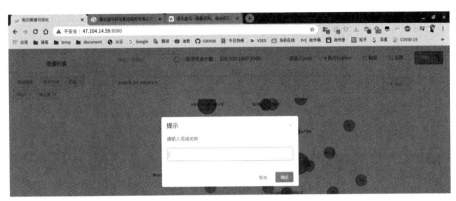

图7-65　创建新的节点域

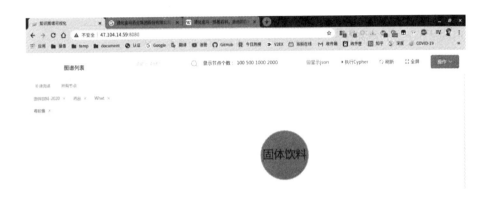

图7-66　空白节点域初始化一个节点

```
创建新的节点域的关键代码
@ResponseBody
    @RequestMapping（value = "/createdomain"）
    public R<String> createdomain（String domain）  {
        R<String> result = new R<String>（）;
        try {
            if （!StringUtil.isBlank（domain））  {
                List<Map<String，Object>>domainItem=kgservice.getDomainByName
（domain）;
                if （domainItem.size（）＞0）  {
                    result.code = 300;
                    result.setMsg（"领域已存在"）;
                } else {
                    String name = "tc";
                    Map<String，Object> maps = new HashMap<String，Object>（）;
                    maps.put（"name"，domain）;
                    maps.put（"nodecount"，1）;
```

```
            maps.put（"shipcount"，0）；
            maps.put（"status"，1）；
            maps.put（"createuser"，name）；
            kgservice.saveDomain（maps）；// 保存到mysql
            KGGraphService.createdomain（domain）；// 保存到图数据
            result.code = 200;
            }
        }
    } catch （Exception e） {
        e.printStackTrace（）；
        result.code = 500;
        result.setMsg（"服务器错误"）；
    }
    return result;
    }
```

10.批量添加下级节点

点击节点菜单追加，批量添加下级节点，如图7-67～图7-71所示。

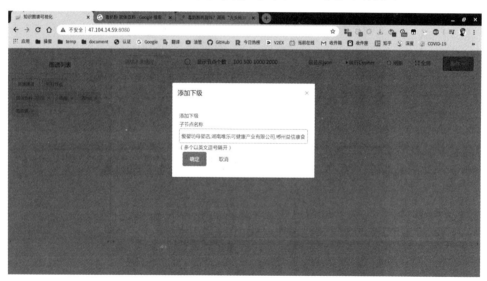

图7-67　批量添加下级节点

```
批量添加下级节点的关键代码
@ResponseBody
    @RequestMapping（value = "/batchcreatenode"）
    public R<HashMap<String，Object>> batchcreatenode（String domain，String
sourcename，String[] targetnames，
                                            String relation）{
        R<HashMap<String，Object>> result = new R<HashMap<String，Object>>（）；
        HashMap<String，Object> rss = new HashMap<String，Object>（）；
        try {
            rss = KGGraphService.batchcreatenode（domain，sourcename，relation，
```

```
targetnames）;
            result.code = 200;
            result.setData（rss）;
            return result;
    } catch （Exception e） {
            e.printStackTrace（）;
            result.code = 500;
            result.setMsg（"服务器错误"）;
    }
    return result;
    }
```

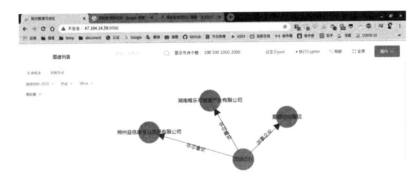

图7-68　批量添加下级节点的结果

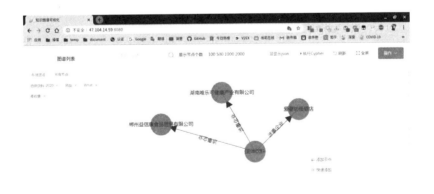

图7-69　在空白处右键弹出菜单

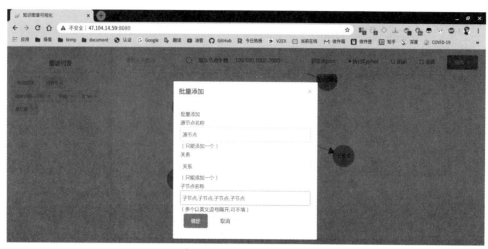

图7-70   批量添加

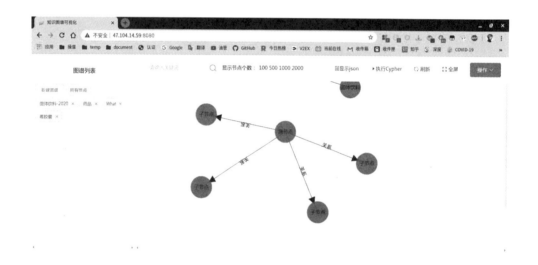

图7-71   批量添加结果

7.5.2 药品安全舆情知识图谱关系管理模块

表7-14   知识图谱录界面主要元素

元素功能	元素描述	必须/可选	数据校验
创建链接	接口	可选	管理员、用户
更新链接名	接口	可选	用户
删除节点	接口	可选	用户
删除域名	接口	可选	管理员、用户
删除关系	接口	可选	管理员、用户

1.创建节点之间链接

点击节点菜单的连线按钮,选择下一个节点,批量添加下级节点,如图7-72和图7-73

所示。

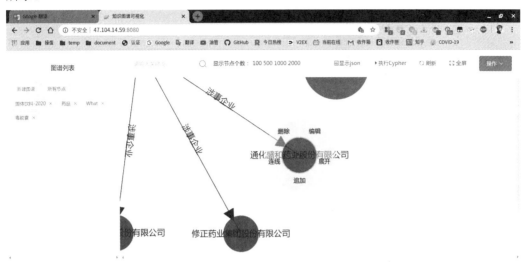

图7-72　创建节点之间链接

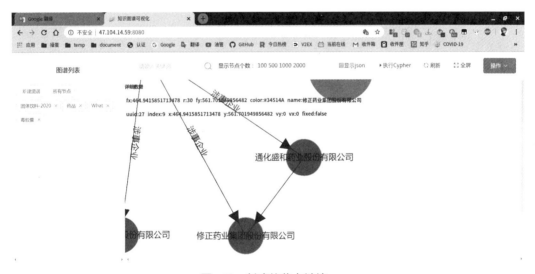

图7-73　创建的节点链接

```
创建节点之间链接的关键代码
@ResponseBody
    @RequestMapping（value = "/createlink"）
    public R<HashMap<String，Object>> createlink（String domain，long sourceid，long
targetid，String ship） {
        R<HashMap<String，Object>> result = new R<HashMap<String，Object>>（）；
        try {
            HashMap<String， Object> cypherResult = KGGraphService.createlink
（domain，sourceid，targetid，ship）；
            result.code = 200；
```

```
            result.setData（cypherResult）;
            return result;
        } catch （Exception e）{
            e.printStackTrace（）;
            result.code = 500;
            result.setMsg（"服务器错误"）;
        }

        return result;
    }


    @ResponseBody
    @RequestMapping（value = "/updatelink"）
    public R<HashMap<String，Object>> updatelink（String domain，long shipid，String
shipname）{
        R<HashMap<String，Object>> result = new R<HashMap<String，Object>>（）;
        try {
            HashMap<String， Object> cypherResult = KGGraphService.updatelink
（domain，shipid，shipname）;
            result.code = 200;
            result.setData（cypherResult）;
        } catch （Exception e）{
            e.printStackTrace（）;
            result.code = 500;
            result.setMsg（"服务器错误"）;
        }
        return result;
    }
```

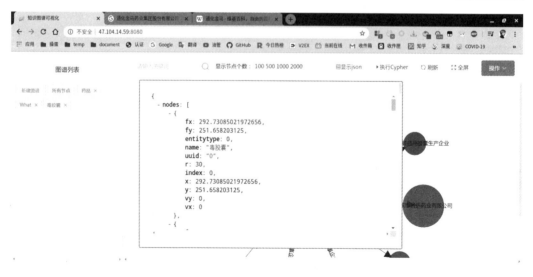

图7-74　查看后台JSON数据

2.自定义执行 CQL 语句

点击首页上部执行CQL语句，输入CQL语句，如图7-75所示。

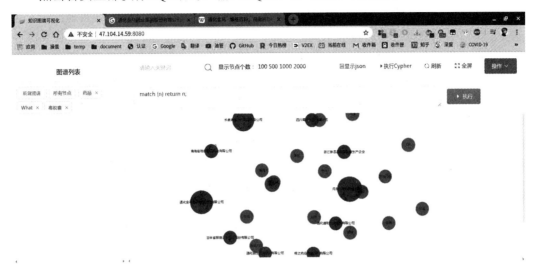

图7-75　自定义执行CQL语句

```
自定义执行CQL语句的关键代码
@ResponseBody
    @RequestMapping（value = "/getcypherresult"）
    public R<HashMap<String，Object>> getcypherresult（String cypher）  {
        R<HashMap<String，Object>> result = new R<HashMap<String，Object>>（）;
        String error = "";
        try {
            HashMap<String，Object> graphData = Neo4jUtil.GetGraphNodeAndShip
（cypher）;
            result.code = 200;
            result.data = graphData;
        } catch （Exception e）  {
            e.printStackTrace（）;
            result.code = 500;
            error = e.getMessage（）;
            result.setMsg（"服务器错误"）;
        } finally {
            if （StringUtil.isNotBlank（error））  {
                result.code = 500;
                result.setMsg（error）;
            }
        }
        return result;
    }
```

7.6 本章小结

本章以药品安全舆情知识图谱管理系统工作为主要研究对象，深入细致地剖析了药品安全舆情话题跟踪工作的业务用例与业务流程。基于Spring Boot的框架下设计药品安全舆情信息系统，主要研究工作和研究成果包括：（1）分析了系统研究的背景以及国内外的发展现状，对系统涉及的关键技术进行了概述。（2）通过对药品安全舆情知识图谱管理系统工作的流程进行分析，获得几种不同角色：舆情录入人员和舆情管理人员以及相关的业务需求，画出具体的系统用例图、系统用例规约、顺序图以及设计类图等，对数据库表进行设计等。（3）通过使用Spring Boot的框架技术，实现舆情信息的展示和管理员的查看功能，并采用MySQL5.5和Neo4j作为后台数据库。（4）将实现的具体功能通过系统界面展示并给出系统实现的关键代码。基本完成了预期目标。

虽然系统在对药品安全舆情知识图谱方面做了很多研究，包括利用Neo4j图数据库储存药品安全舆情的知识图谱和使用Spring Boot作为开发框架。但是本章的研究仍然存在很多的不足：系统的功能还不够全面，如信息录入模块，系统界面不够美观，会带给用户不好的用户体验；最终分析的跟踪结果的展示不够清晰。

本章参考文献

[1] 陈悦，刘则渊，陈劲，等. 科学知识图谱的发展历程[J]. 科学学研究，2008，26（3）：449-460.

[2] 侯海燕. 基于知识图谱的科学计量学进展研究[D].大连：大连理工大学，2006.

[3] 胡泽文，孙建军，武夷山. 国内知识图谱应用研究综述[J]. 图书情报工作，2013，57（3）：131-137.

[4] 马灿. 面向"智慧法院"的知识图谱构建方法与研究[D].贵阳：贵州大学，2019.

[5] 李轩. 基于知识图谱的教育领域知识问答系统的研究与应用[D].长春：吉林大学，2019.

[6] 冯元为. 基于知识图谱构建人物关系的设计与实现[D].重庆：重庆大学，2016.

[7] 张成海. 网络数据的交互可视分析[D].上海：华东师范大学，2015.

[8] 王宁.基于Web的领域知识图谱构建平台的研究与实现[D].北京：北京邮电大学，2019.

[9] PUJARA J, MIAO H, GETOOL, et al.Knowledge Graph Identification[C].International Semantic Web Conference（ISWC），2013.

[10] 漆桂林，高桓，吴天星.知识图谱研究进展[J].情报工程，2017（1）：4-25.

[11] 宋力文.谷歌知识图谱热点前沿分析及共词网络聚类改进研究[D].合肥：中国科学技术大学，2019.

[12] 中国健康传媒集团舆情监测中心2019年6—7月食品药品舆情指数榜[J].中国食品药品监管，2019（7）：98.

[13] 袁旭萍. 基于深度学习的商业领域知识图谱构建[D].上海：华东师范大学，2015.

[14] 陈祖香. 面向科学计量分析的知识图谱构建与应用研究[D].南京：南京理工大学，2010.

[15] 汤楠.面向多源知识图谱的样例查询研究[D].沈阳：东北大学，2015.

[16] 胡芳槐.基于多种数据源的中文知识图谱构建方法研究[D].上海：华东理工大学，2015.

[17] Suchanek F M，Kasneci G，Weikum G. YAGO: A Core of Semantic Knowledge Unifying WordNet and Wikipedia[C]// International Conference on World Wide Web，May 8–12，2007，Banff，Alberta，Canada. ACM 978-1-59593-654-7/07/0005.

[18] 姜雷，张海.MOOC研究热点与发展趋势的知识图谱研究[J].中国远程教育，2014（12）：35-40，95.

[19] 金碧漪. 基于多源UGC数据的健康领域知识图谱构建[D].上海：华东师范大学,2016.

[20] 徐静. 基于TRIZ的药品安全舆情引导管理研究[D].银川：宁夏医科大学，2019.

[21] 喻国明.健康传播的舆情特点与常态分布——基于2016年国内食药安全热点事件的量化分析[J].新闻与写作，2018（5）：50-55.

[22] 潘琪，王广平.我国药品安全网络舆情现状及应对措施[J].医药导报，2015，34（4）：562-565.

[23] 曾润喜.网络舆情突发事件预警指标体系构建[J].情报理论与实践，2010（1）：77-80.

[24] 杨爽，陈芬.基于SVM多特征融合的微博情感多级分类研究[J].数据分析与知识发现，2017（2）：73-79.

[25] 王新平，李政，刘萍.中国药品质量研究的可视化分析[J].中国医药工业杂志，2017，48（5）：774-780.

[26] 李雯静，许鑫，陈正权.网络舆情指标体系设计与分析[J].情报科学，2009，27（7）：986-991.

[27] 杜智涛，谢新洲.利用灰色预测与模式识别方法构建网络舆情预测与预警模型[J].图书情报工作，2013，57（15）：27-33.

[28] 朱腾飞. 面向医药行业的知识库构建与知识发现[D].长沙：湖南大学，2017.